民间祖传秘方

谢　普◎编著

中医古籍出版社
Publishing House of Ancient Chinese Medical Books

图书在版编目（CIP）数据
民间祖传秘方 / 谢普编著. -- 北京 : 中医古籍出版社, 2025.2
ISBN 978-7-5152-2820-4
Ⅰ. ①民… Ⅱ. ①谢… Ⅲ. ①秘方—汇编 Ⅳ. ①R289.2
中国国家版本馆CIP数据核字(2024)第058993号

民间祖传秘方

谢　普　编著

策划编辑　姚　强
责任编辑　吴　迪
封面设计　李舒园
出版发行　中医古籍出版社
社　　址　北京市东城区东直门内南小街 16 号（100700）
电　　话　010-64089446（总编室）　010-64002949（发行部）
网　　址　www.zhongyiguji.com.cn
印　　刷　北京一鑫印务有限责任公司
开　　本　640mm × 910mm　1/16
印　　张　10
字　　数　144 千字
版　　次　2025 年 2 月第 1 版　2025 年 2 月第 1 次印刷
书　　号　ISBN 978-7-5152-2820-4
定　　价　59.00 元

前言

从神农尝百草到中医作为系统科学获得国际认可，中医药文化之所以历久弥新，除了古今医家记载传世的那些经典验方外，民间祖传秘方同样功不可没。这些秘方经过一代代人的实践、优化，在探索中发展成疗效确切的普济之方，并流传于世。它们大多取材方便，适应证型清晰，安全有效，是中华医学的宝贵财富。然而，许多秘方难免受到地域、时间等方面的传播限制，未能让普罗大众受其恩惠。本书旨在归纳整理散存于民间的治病良方，以便更多读者能够知悉这些秘方，学习借鉴。

本书内容涉及常见传染病，内科、妇科、儿科、外科等常见疾病及疑难病、急重症的分析治疗，以秘方为核心，精选上千条流传于民间或刊载于医学著作的经典秘方、验方，来源可靠，类目清晰，便于读者理解。书中所选秘方用药精炼、配伍严谨，同时均注明了其“来源”“组成”“用法”“功效”“主治”等，方便读者快速查阅。

展卷详读，从医者可从中获得临床用药启发，普通读者也能一窥中医药文化之精妙。本书在实用性的基础上，更是力求为弘扬博大精深的中医药文化尽一份薄力。

目录

第一章　常见传染病

第二章　内科常见疾病

第三章 妇科常见疾病

第四章 儿科常见疾病

第五章 外科常见疾病

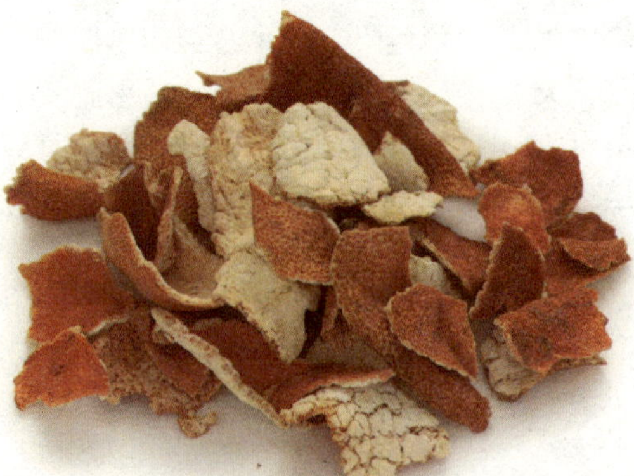

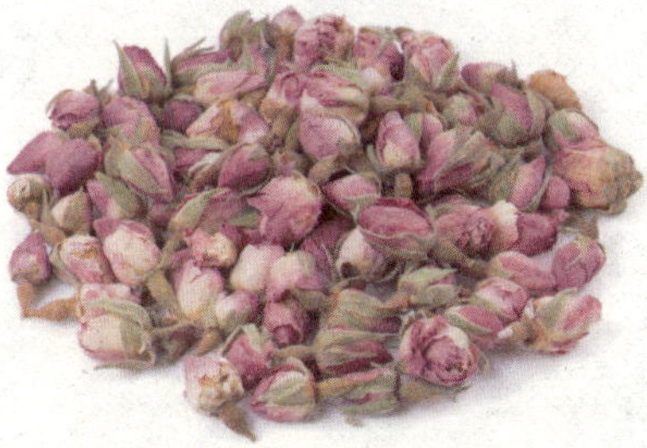

第一章

常见传染病

一、流行性感冒

流行性感冒简称流感，是由流感病毒引起的急性呼吸道传染病。

本病属于中医学“时行感冒”范畴。临床上可分为外感风寒、外感风热、外感暑湿、外感风燥四个证型。

（1）外感风寒：多由感受寒冷、天气寒冷等因素引起，主要的症状为头痛、咳嗽、流鼻涕、身体疼痛、发热等。（2）外感风热：多由感受热风、风邪热毒侵袭所导致，主要的症状为咳嗽、喉咙疼痛、口干、头痛、发热、口渴等。（3）外感暑湿：多由潮湿环境、穿衣不当、生活不规律等因素引起，主要的症状为喉咙痛、流鼻涕、肌肉酸痛、身体乏力、恶寒发热等。（4）外感风燥：多由燥热的气候和环境所导致，主要的症状为口干、喉咙痛、头痛、咳嗽、鼻塞等。

方一 预防治疗方

【来源】验方

【组成】大青叶、板蓝根、贯众各30克。

【用法】水煎二次，共浓缩至100毫升，每10毫升内含药3克。十五岁以上每次服50～100毫升；十岁以上、十五岁以下每次服30～50毫升；十岁以下用量酌减。均每日服8次，每3小时1次，连服7天。

【功效】清热解毒。

【主治】预防治疗流感风热证。

方二 香薷饮

【来源】验方

【组成】香薷10克，厚朴5克，白扁豆6克。

【用法】先将香薷、厚朴洗净剪碎，

白扁豆炒黄捣碎，一起放入保温杯中，以沸水冲入，加盖温浸30分钟，代茶频服。得汗后即减为日服2次。

【功效】祛暑利湿，健脾行气。

【主治】暑湿感冒。

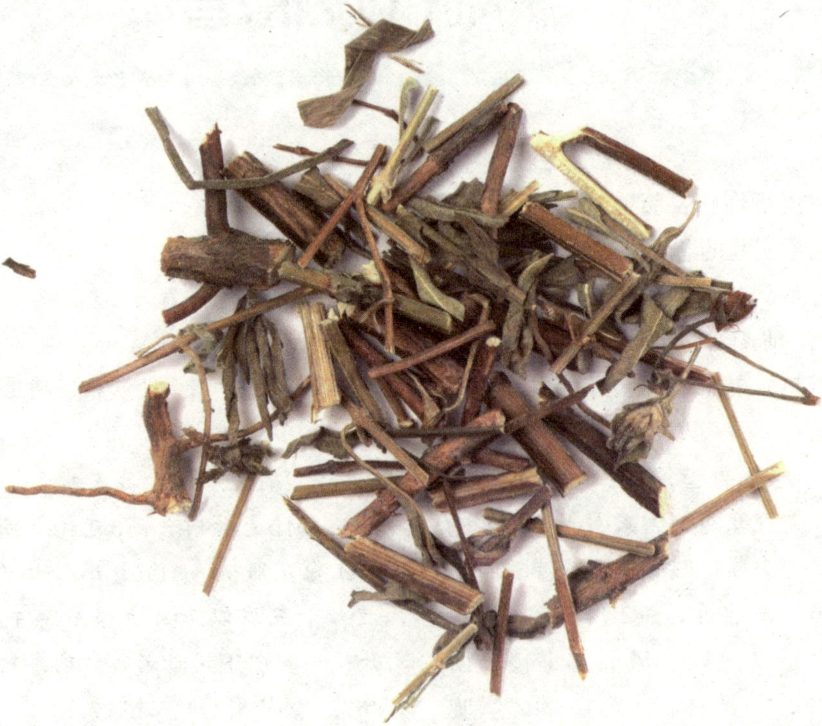

二、风疹

风疹是由风疹病毒引起的一种常见的急性呼吸道传染病。冬春季节发病较多，多见于5～9岁儿童，流行期中青年和老人发病也不少见。临床上以上呼吸道轻度炎症、低热、特殊的斑丘疹、耳后枕部及颈后淋巴结肿大为基本特征。

中医亦称本病为风疹，又名“风痧”“瘾疹”。每因风热邪毒经口鼻而入，侵及肺卫，郁于肌肤，与气血相搏而发病。临床可分为邪郁肺卫、邪热炽盛两个证型。（1）邪郁肺卫型：症见发热，恶风，头痛，咳嗽，喷嚏，流涕，咽痛，倦怠乏力，胃纳欠佳，皮疹布发，疹色红赤，稀疏细小，肌肤作痒，皮疹经2～3天渐见消退，耳后、颈部及枕后淋巴结肿大，舌淡红、苔薄黄，脉浮数。治宜疏散风热，发表透疹。（2）邪热炽盛型：症见壮热不退，烦躁不安，口渴饮冷，饮食不振，皮疹稠密，疹色红赤或紫暗，耳后、颈部及枕后淋巴结肿大，压痛明显，大便干结，小便短赤，舌红、苔黄，脉滑或洪数。治宜清热凉营，透疹解毒。

方一　芦根竹叶心方

【来源】验方

【组成】芦根30～60克，竹叶心30克。

【用法】水煎代茶饮。

【功效】清热养阴。

【主治】适用于风疹属于邪郁肺卫型，症见发热，恶风，头痛，咳嗽，喷嚏，流涕，咽痛，倦怠乏力，胃纳欠佳，皮疹布发，疹色红赤，稀疏细小，肌肤作痒，皮疹经2～3天渐见消退，耳后、颈部及枕后淋巴结肿大，舌淡红、苔薄黄，脉浮数。

方二 卢氏风疹方

【来源】胡熙明. 中国中医秘方大全［M］. 上海：文汇出版社，1989：509.

【组成】鲜牡蒿嫩叶120克。

【用法】上药洗净切碎，加油盐适量，炒熟当菜吃，早晚各1次。

【功效】疏风解表，祛风退热。

【主治】适用于风疹属邪郁肺卫型，症见发热，恶风，头痛，咳嗽，打喷嚏，流涕，咽痛，倦怠乏力。

方三 麻梅甘草汤

【来源】刘渡舟，贾春华. 实用中医临床学［M］. 长春：长春出版社，1995：536.

【组成】麻黄3克，乌梅肉6克，甘草9克。

【用法】取上药加水300毫升同煎，武火煎沸后，改用文火续煎10分钟，药汁一次服完。每剂煎服2次，每日1剂。

【功效】疏散风热，发表散邪。

【主治】适用于风疹属邪郁肺卫型，症见发热，恶风，头痛，咳嗽，打喷嚏，流涕，咽痛。

方四 蝉蒺僵蚕丸

【来源】刘渡舟，贾春华. 实用中医临床学［M］. 长春：长春出版社，1995：536.

【组成】蝉衣10克，刺蒺藜20克，僵蚕10克。

【用法】共为细末，炼蜜为丸，每丸重9克，每次1丸，日服3次。

【功效】清热解毒，透邪外达。

【主治】适用于风疹属邪热炽盛型，发热，咳嗽，躯干和四肢满布细点状淡红色斑丘疹，面部皮疹较稀疏。

方五 银蝉甘草茶

【来源】验方

【组成】银花3～6克，蝉蜕1～3克，甘草、绿茶各1克。

【用法】以上4味，沸水冲泡，加盖焖10分钟。代茶饮，不拘时，每日1剂。

【功效】清热疏风，解毒消肿，止渴除烦。

【主治】适用于风疹属于邪郁肺卫型，症见发热，恶风，头痛，咳嗽，打喷嚏，流涕，咽痛，皮疹布发，疹色红赤，稀疏细小，肌肤作痒。

三、流行性脑脊髓膜炎

流行性脑脊髓膜炎（简称流脑），是由脑膜炎双球菌引起的化脓性脑膜炎。脑膜炎双球菌经呼吸道侵入人体，由鼻咽部侵入血循环，最后局限于脑膜和脊髓膜，形成化脓性脑脊髓膜病变。脑膜炎双球菌主要通过空气飞沫传播，多见于冬春季，呈散发或大、小流行。70%～80%可通过隐性感染获得终身免疫，故发病多为儿童。主要临床表现为突起发热、头痛、呕吐、皮肤有瘀斑、瘀点及颈项强直等脑膜刺激征。此外，脑膜炎双球菌可不侵犯脑膜而仅表现为败血症，重者可呈暴发性发作。感染亦可发生于上呼吸道、下呼吸道、关节、心包及眼等部位。

中医称本病为春温。临床可分为卫气同病、气营两燔、热陷营血、内闭心肝、阳气暴脱、气阴两虚六个证型。（1）卫气同病型：症见发热恶寒，有汗或无汗，头痛项强，肢体酸痛，口微渴，恶心呕吐，或咳嗽咽痛，不乳嗜睡，或烦躁不安，精神不振，或皮下斑疹隐隐，舌质正常或舌尖略红，苔黄白相兼，干而少津，脉浮数。治宜清热解毒，疏表达邪。（2）气营两燔型：症见壮热烦躁，头痛如劈，颈项强直，频繁呕吐或呈喷射状，口渴唇干，神志不清，或神昏谵语，四肢抽搐，斑疹红艳暴露，尿黄而少，大便干燥或秘结不通，舌红而绛、苔黄燥，脉弦数。治宜泄热解毒，清气凉营。（3）热陷营血型：症见发热不退，肌肤灼热，神识昏迷，躁扰谵语，频频抽搐，角弓反张，或肢体强硬，皮肤大片瘀斑，色紫而瘀滞，或鼻衄吐血，舌绛苔少或光剥，脉数弦。治宜清营泄热，凉血解毒。（4）内闭心肝型：症见起病急暴，高热烦躁，剧烈头痛，谵妄神昏，频繁抽搐，肢体强硬挛急，牙关紧闭，面赤气粗，两目直视，舌红绛、苔黄燥，脉弦数有力。治宜清热解毒，开窍息风。（5）阳气暴脱证：症见高热突然下降，全身冷汗，面色青灰，四肢厥冷，神志昏迷，口鼻气凉，全身大片瘀斑，唇甲青紫，舌绛，脉微细欲绝。治宜益气固脱，回阳救逆。（6）气阴两虚证：症见低热或夜热早凉，神倦气短，口干，纳少，尿黄便干，舌红绛少津，脉细数。治宜养阴益气，佐以清热。

方一　云母清瘟汤

【来源】浙江省宁波市传染病院徐天池

【组成】云母石15克（先煎），贯众30克，连翘30克。

【用法】加水适量，煎至120毫升为1剂量，1日分2次服；5岁以下小儿1日服2～3剂，均服至体温正常，症状消失3～4天方止。

【功效】逐痰镇惊，清热解毒。

【主治】适用于流行性脑脊髓膜炎属于气营两燔型，症见壮热烦躁，头痛如劈，颈项强直，频繁呕吐或呈喷射状，口渴唇干，神志不清，或神昏谵语，四肢抽搐，斑疹红艳暴露，尿黄而少，大便干燥或秘结不通，舌红而绛、苔黄燥，脉弦数。

方二　栀子豉汤

【来源】孟澍江．温病学［M］．上海：上海科学技术出版社，1985：53.

【组成】栀子10克，香豆豉10克。

【用法】取上药加水300毫升同煎，武火煎沸后，改用文火续煎30分钟，药汁一次服完。每剂煎服2次，每日1剂。

【功效】解表透邪，清宣郁热。

【主治】流行性脑脊髓膜炎，属卫气同病型，身热，心烦懊扰，坐卧不安，舌苔微黄，脉数。

方三　生脉散

【来源】孟澍江．温病学［M］．上海：上海科学技术出版社，1985：58.

【组成】人参10克，麦冬9克，五味子5克。

【用法】取上药加水400毫升同煎，武火煎沸后，改用文火续煎30分钟，药汁一次服完。每剂煎服2次，每日1剂。

【功效】益气养阴。

【主治】流行性脑脊髓膜炎属于气阴两虚证，症见低热或夜热早凉，神倦气短，口干，纳少，尿黄便干，舌红绛少津，脉细数。

四、细菌性痢疾

细菌性痢疾（简称菌痢）是由痢疾杆菌引起的常见肠道传染病。临床上以发热、腹痛、腹泻、里急后重感及黏液脓血便为特征。其基本病理损害为结肠黏膜的充血、水肿、出血等渗出性炎症改变。痢疾杆菌随患者或带菌者的粪便排出，通过污染的手、食品、水源或生活接触，或苍蝇、蟑螂等间接方式传播，最终均经口入消化道使易感者受感染。终年散发，夏、秋季发病最多。中毒型急性发作时，可出现高热并出现感染性休克症状，有时出现脑水肿和呼吸衰竭。病后仅有短暂和不稳定的免疫力，人类对本病普遍易感，引起本病暴发流行。本病各年龄组均可发病，但以儿童最常见，青壮年次之。

中医称本病为“痢疾”，又名“滞下”等。临床可分为湿热内蕴、寒湿滞肠、疫毒炽盛、休息痢四型。（1）湿热内蕴型：症见腹痛，腹泻，下痢赤白黏冻，每日数次至数十次，里急后重，肛门灼热，可伴畏寒发热，舌质红、苔黄腻，脉滑数。可见于急性菌痢或慢性菌痢急性发作期。治宜清肠化湿，行气和血。（2）寒湿滞肠型：症见痢下白色黏冻或白多赤少，腹部隐痛，里急后重，脘痞纳呆，形寒肢冷，舌质淡、苔白滑，脉濡缓。可见于急、慢性菌痢病程中。治宜温中化湿，理气健脾。（3）疫毒炽盛型：症见发病急骤，腹痛剧烈，泻下鲜紫脓血或血水，气味腐臭，恶心呕吐，噤口不食；或痢下前即有高热，烦躁，口渴，呕恶，面色苍白，汗出肢冷，甚至昏迷，惊搐，息促不匀等内闭外脱之危象，舌质红绛、苔黄燥，脉滑数。可见于中毒型菌痢。治宜清热解毒，凉血止痢。（4）休息痢型：症见病延日久不已，腹泻时发时止，大便稀薄，夹有赤白黏冻，腹部隐痛，肛门坠胀，甚则脱肛，倦怠怯冷，舌质淡红、苔白腻，脉沉细或濡软。多见于慢性菌痢。治宜益气，清肠化湿。

方一 苍耳草煎

【来源】验方

【组成】新鲜苍耳草全株20～30克。

【用法】捣碎，水煎服。

【功效】清热解毒，燥湿。

【主治】适用于红白痢疾。

方二 马齿苋槟榔茶

【来源】梅玛力，等．中医小儿食物保健疗法［M］．北京：世界图书出版公司，1988.

【组成】马齿苋10克，槟榔10克。

【用法】煎水代茶饮。

【功效】清热止痢。

【主治】痢疾初起，发热，便黄绿或脓血者。

方三 蒜泥马齿苋

【来源】梅玛力，等．中医小儿食物保健疗法［M］．北京：世界图书出版公司，1988.

【组成】鲜马齿苋500克，大独头蒜30克，芝麻15克，葱白20克。

【用法】马齿苋择去杂质老根，洗净泥沙，择成5～6厘米长段，用沸水烫透，捞出沥干水。蒜头捣成蒜泥，芝麻淘净泥沙，炒香捣碎。葱白切成马耳形。将马齿苋用食盐、味精拌匀，加入蒜泥、葱白，撒上芝麻即可服用。

【功效】清热，凉血，止痢。

【主治】用于血痢，下痢便多，便血，发热口干者。

方四 花椒煎

【来源】梅玛力，等．中医小儿食物保健疗法［M］．北京：世界图书出版公司，1988.

【组成】花椒3～6克。

【用法】水煎服。

【功效】温中解毒。

【主治】久痢白痢，便稀，腹中冷痛者。

方五 白头翁汤

【来源】《伤寒论》

【组成】白头翁18克，黄柏、秦皮各15克，黄连9克。

【用法】水煎服，每日2次。忌生冷油腻。

【功效】清热解毒，凉血止痢。

【主治】适用于细菌性痢疾属于湿热型，症见腹痛，腹泻，下痢赤白黏冻，每日数次至数十次，里急后重，肛门灼热，可伴畏寒发热，舌质红、苔黄腻，脉滑数。

五、肺结核

结核俗称“痨病”，是结核分枝杆菌侵入体内引起的肺部慢性感染性疾病。

中医称本病为“肺痨”“痨瘵”“骨蒸”“传尸”。临床可分为阴虚、气阴两虚两个证型。（1）阴虚型：症见干咳少痰，咳血，痰中带血，口燥咽干，五心烦热，午后潮热，颧红，骨蒸盗汗，虚烦不寐，舌光红，苔少无津，脉沉细数。治宜养肺益肾，增液生津。（2）气阴两虚型：症见干咳少痰或痰黏不易咳出，或稀白痰，泡沫痰，或痰中带血，气短胸痛，口燥咽干，手足灼热，午后潮热，体倦乏力，自汗，食少便溏，舌淡或尖红，苔薄白，脉细数。治宜养阴益气，润肺生津。

方一　冰糖黄精粥

【来源】《闵东本草》

【组成】黄精30克，冰糖50克。

【用法】黄精用冷水泡发，加冰糖，用小火煎煮1小时。吃黄精，喝汤，每日1次。

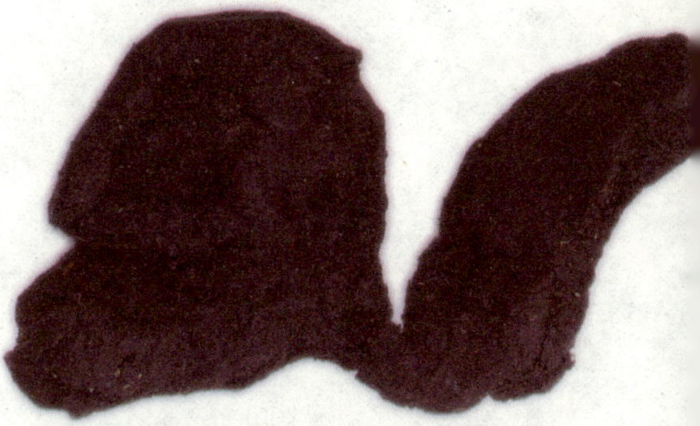

【功效】滋阴，润心肺。

【主治】适用于肺结核属于阴虚型：症见干咳少痰，咯血，痰中带血，口燥咽干，五心烦热，午后潮热，颧红，骨蒸盗汗，虚烦不寐，舌光红、苔少无津，脉沉细数。

方二　白及冰糖燕窝

【来源】民间方

【组成】白及15克，燕窝10克。

【用法】燕窝治如食法，与白及同放瓦锅内，加水适量，隔水蒸炖至极烂，滤去滓，加冰糖适量，再炖片刻即成。

【功效】补肺养阴，止嗽止血。

【主治】适用于肺结核咯血。

方三　复方白及散

【来源】杨玉. 复方白及散治疗肺结核67例疗效观察［J］. 江苏中医，1961（2）：21.

【组成】生百部、煅牡蛎、白及。

【用法】三味中药按1：2：3的比例研粉混合，每次温开水冲服4克，每日3次。

【功效】养阴润肺，杀虫抗痨。

【主治】适用于肺结核属于阴虚型，症见干咳少痰，咯血，痰中带血，口燥咽干，五心烦热，午后潮热，颧红，骨蒸盗汗，虚烦不寐，舌光红，苔少无津，脉沉细数。

六、流行性出血热

流行性出血热是由汉坦病毒引起的自然疫源性传染病。因其具有发热、出血、肾损害三大主要特征，又被称为肾综合征出血热，其临床表现病情轻重不一，复杂多变，典型病例具有发热期、低血压休克期、少尿期、多尿期和恢复期五期经过。

本病属中医温病范畴，可分属“冬温”“瘟疫”“疫毒发斑”等范畴。临床可分为温热炽盛、阳脱阴衰、肾阴欲绝、肾气不固、邪退正虚五型。（1）温热炽盛型（发热期）：症见恶寒发热，头痛腰痛，眼眶痛，颜面潮红，两目红赤，腋下及上腭有针尖样或抓痕样出血点，舌质绛、苔薄白或微腻，脉弦数或洪数。治宜清热解毒，凉血化瘀。（2）阳脱阴衰型（低血压休克期）：症见烦躁不安，口干，汗出，四肢厥冷，唇指青紫，烦躁恶寒，舌红或青紫、苔薄，脉沉微欲绝。治宜回阳救逆，固脱益阴。（3）肾阴欲绝型（少尿期）：症见尿少或尿闭，便秘，腰腹胀痛，恶心呕吐，口渴，甚则斑疹密集，鼻衄便血，昏睡谵语，舌质红绛、苔光或黄少津，脉细数或细涩。治宜通利水道，益肾救阴。（4）肾气不固型（多尿期）：症见口干食少，腰酸肢软，尿多频数，舌质红或淡红、苔糙或黄，脉沉弱。治宜补肾健脾，益气固脱。（5）邪退正虚型（恢复期）：症见乏力头晕，腰酸便溏，舌红或光、苔薄，脉细无力。治宜健脾益肾，补气养阴。

方一 鸡矢白散

【来源】于海珍．鸡矢白散治疗流行性出血热少尿期33例［J］．国医论坛，1990（2）：29.

【组成】冬月干鸡矢白500克，白酒1500毫升。

【用法】上药混合文火煎至酒味消失，出现鸡矢特殊气味后过滤，装瓶备用，每次100毫升，每日3次口服。

【功效】通利水道，益肾救阴。

【主治】适用于流行性出血热属肾阴欲绝型，尿少或尿闭，便秘，腰腹胀痛，恶心呕吐，口渴。

方二 人参甘草汤

【来源】李正. 人参甘草汤治疗流行性出血热多尿期205例［J］. 陕西中医，1993（4）：157.

【组成】人参3克，炙甘草6克，黄精、百合各60克。

【用法】取上药加水400毫升同煎，武火急煎，沸后续煎15～25分钟，药汁一次服完。每剂煎服2次，每日1剂。

【功效】补肾健脾，益气固脱。

【主治】适用于流行性出血热属于肾气不固型，口干食少，腰酸肢软，尿多频数。

方三 萝卜甘蔗汤

【来源】验方

【组成】萝卜500克，甘蔗500克，金银花10克，竹叶10克。

【用法】水煎服，每日2次。

【功效】清热解毒。

【主治】适用于流行性出血热发热恶寒，头痛，全身酸痛。

方四 莲花粥

【来源】验方

【组成】莲花末6克，粳米100克。

【用法】莲花阴干，研成细末，将粳米煮粥，加入莲花末调匀。空腹食用，每日2次。

【功效】清热透邪。

【主治】适用于流行性出血热出现高热，口渴烦躁，汗出气促，泛恶呕吐，视物不清，目痛。

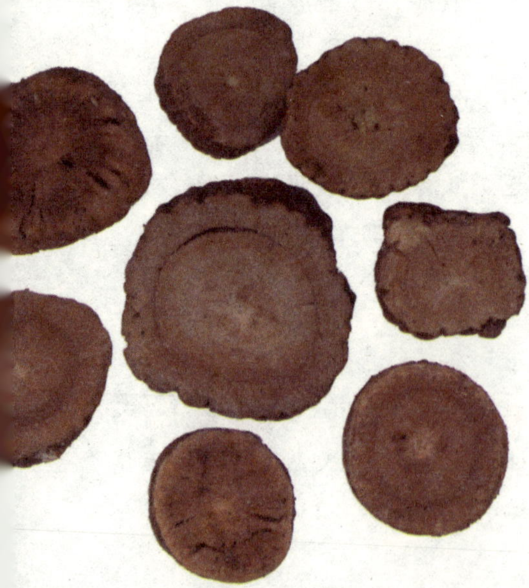

七、蛲虫病

蛲虫病是小儿常见的寄生虫病，外形如白色线头，因此，亦被称为白线虫。蛲虫的排卵方式特殊，雌虫喜欢在夜间爬到肛门外，在肛门周围的皮肤上产卵，引起肛门皮肤及会阴部奇痒，患者用手搔抓后，虫卵附着在手上，如果不洗手就吃东西，虫卵即可被吞入肚子里，重新感染，如此连续不断地循环，即可患蛲虫病。有时可在儿童机构中引起集体流行，偶可见成人发生此病。临床上以肛门周围、会阴部夜间瘙痒为特征，常可影响到患儿的夜间睡眠，表现为夜间突然惊哭、烦躁不安、精神萎靡、食欲不佳、消瘦等。女孩患者可因虫体进入阴道或尿道而发生阴道炎、尿道炎等。极少数患者可因虫体钻入阑尾及腹膜而发生阑尾炎或腹膜炎。患儿带有虫卵的手指甲和手指，是造成自我感染或传染给别人的主要原因，本病的症状虽然大多数不严重，但可影响健康。实验室检查周围血象无重要变化。粪检虫卵阳性率很低。肛周检虫法：根据雌虫具有夜间爬出肛门外产卵的特性，在儿童入睡后1～3小时内，观察肛门外襞、会阴或女阴等处，检查是否有成虫。肛周检卵法：在肛门四周皱襞上刮取、擦取或沾取污物，镜检虫卵，检出率高。根据本病的流行特点，宜采取综合措施，以防止相互感染和自身反复感染。讲究公共卫生、家庭卫生和个人卫生，做到饭前便后洗手，勤剪指甲，定期烫洗被褥和清洗玩具，或用0.05%的碘液处理玩具，1小时后虫卵可被全部杀死。经彻底治疗后，1个月内不发生临床症状或体征，以及粪便检查无虫卵即为治愈。

中医称本病为蛲虫病，本病可辨证为虫踞肠腑，症见肛周会阴部瘙痒，睡眠不安，食欲不振、恶心呕吐，腹痛，腹泻，甚则肛周红肿，破溃糜烂，或尿频、尿痛，遗尿，面色萎黄，形体消瘦，舌质淡、苔薄白，脉弱。治宜清热化湿，杀虫止痒。

方一 槟榔煎剂

【来源】汪受传．中医儿科学［M］．南京：东南大学出版社，1998：130.

【组成】槟榔30克。

【用法】上药加水150毫升，煎取50毫升，顿服，连服5日。

【功效】清热化湿，杀虫止痒。

【主治】蛲虫病，属虫踞肠腑型，肛周会阴部瘙痒，睡眠不安，食欲不振，恶心呕吐，腹痛，腹泻，甚则肛周红肿，破溃糜烂。

方二 百部煎

【来源】王中胜．中药治疗蛲虫病［J］．中国肛肠杂志，1987（1）：41.

【组成】生百部50克。

【用法】上药加水150毫升，浓煎至50毫升，加米醋100毫升，每服40毫升，小儿酌减。

【功效】清热化湿，杀虫止痒。

【主治】蛲虫病，属虫踞肠腑型，肛周会阴部瘙痒，睡眠不安，食欲不振，恶心呕吐，腹痛，腹泻，甚则肛周红肿，破溃糜烂。

方三 枇杷叶煎剂

【来源】黄文德．枇杷叶煎剂驱除蛲虫疗效的观察［J］．中医研究，1989（2）：32.

【组成】枇杷叶50克。

【用法】取上药加水200毫升，煎至100毫升，于睡前、次晨空腹服。

【功效】清热化湿，杀虫止痒。

【主治】适用于蛲虫病，属虫踞肠腑型，肛周会阴部瘙痒，睡眠不安，食欲不振，恶心呕吐。

方四 玉竹黄精饮

【来源】贾淑芳．玉竹黄精饮治疗蛲虫病54例［J］．中级医刊，1995（7）：56.

【组成】黄精、玉竹各10～15克。

【用法】上药加水浸泡60～90分钟，然后放在锅里隔水蒸25～30分钟，去渣服汤，再将药渣用上法蒸2次，分2次服下，每日1剂，服用3次，连服3天。

【功效】益气滋阴，杀虫止痒。

【主治】蛲虫病属虫踞肠腑型，肛周会阴部瘙痒，睡眠不安，食欲不振，恶心呕吐，腹泻。

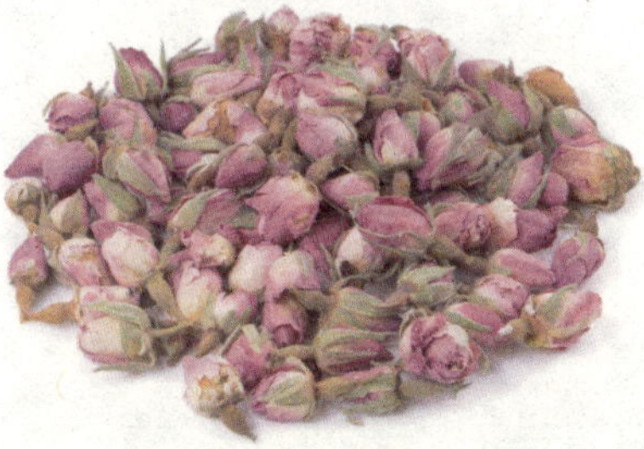

第二章 内科常见疾病

一、便秘

便秘是指大肠传导功能失常导致大便秘结，排便周期延长；或周期不长但粪质干结，排出艰难；或粪质不硬，虽有便意，但便而不畅的病症。便秘分器质性便秘和功能性便秘两大类。需要先明确诊断，排除需要外科治疗的器质性便秘，方可应用下列内治方法，以免贻误诊治。

便秘为病，古已有之。目前一般将便秘分为实秘与虚秘两大类。其中实秘包括两个证型：（1）热秘。（2）气秘。虚秘包括四个证型：（1）气虚便秘。（2）血虚便秘。（3）阳虚便秘。（4）阴虚便秘。

方一　苁蓉羊肉粥

【来源】验方

【组成】肉苁蓉20克，精羊肉150克，大米50克。

【用法】先将肉苁蓉加水100毫升煎汁，精羊肉切片加水200毫升煎煮，煮至肉熟烂备用。另用清水300毫升，加入大米煮粥，煮至米开汤稠时，加入肉苁蓉汁和煮好的羊肉同煮片刻，调味食用。早晚温热服食。

【功效】温润通便。

【主治】适用于阳虚便秘。

方二　番泻叶冲剂

【来源】验方

【组成】干番泻叶3～10克。

【用法】将番泻叶放入杯中，用开水200毫升浸泡5～10分钟，待番泻叶沉入杯底为宜，一次温服。

【功效】清热通便。

【主治】热秘，但不可久服。

二、肝硬化

肝硬化是一种常见的慢性、进行性、弥漫性肝病，由一种或几种病因的长期或反复作用，引起肝细胞弥漫性变性、坏死、再生，以及结缔组织增生和纤维隔形成等改变，终致正常肝小叶结构破坏、血管改建和假小叶形成，使肝脏逐渐变形、变硬而形成肝硬化。

中医对肝硬化的诊治，依据其症状和体征定为肝郁脾虚、气滞血瘀、水湿内阻、瘀血阻络、肝肾阴虚、脾肾阳虚等六种证型。（1）肝郁脾虚型：表现为多属肝硬化早期患者，可见胃纳减少，胸腹闷胀，两胁肋痛，气不舒，四肢倦怠，便溏，面色萎黄而浮，肝脏轻度肿大，质中硬，舌暗红或淡，舌体胖或边有齿痕，脉虚弦，重按无力。（2）气滞血瘀型：表现为面色晦暗或紫暗，可见蜘蛛痣、肝掌、胁肋刺痛或胀痛，腹部胀满，肝脾肿大，压痛明显，质硬，舌暗，脉弦涩。（3）水湿内阻型：表现为腹胀如鼓，按之坚满，或如蛙腹，两胁胀痛，胸闷纳呆，恶心呕吐，小便短少，大便薄，舌淡红苔白腻或薄白，脉弦细。（4）瘀血阻络型：表现为腹大坚满，按之不陷而硬，腹壁青筋暴露，胁腹攻痛，面色晦黑或晦暗，头颈胸腹红点赤缕，唇色紫褐，大便色黑，小便短赤，舌紫红或有瘀点，瘀斑舌下静脉怒张，苔薄黄腻，脉细涩。（5）肝肾阴虚型：表现为腹胀如鼓，按之坚满，或如蛙腹，面色晦滞，形体消瘦，潮热心烦，手足心热，唇干口燥，失眠多梦，鼻出血牙宣，舌红绛而干或光剥，脉细数无力。（6）脾肾阳虚型：表现为腹胀如鼓，按之坚满，或如蛙腹，面色萎黄，畏寒肢冷，神疲乏力，小便清白，大便稀薄，下肢浮肿，舌淡胖，苔白腻，脉沉细无力。

方一 变通十枣汤

【来源】成都中医学院陈治恒

【组成】甘遂10克，大枣30～50枚。

【用法】上方加水同煎20～30分钟，去渣、汁，留用大枣。一次食用大枣10枚，若已泻下则不再加服；若未泻下，加服1枚，仍未泻下，再加服一枚，逐渐递增，以泻为度。

【功效】缓下水饮。

【主治】肝硬化腹水，水湿内阻型。应用时应注意以下两点：一是腹水消退后需及时随证施治，尤其是注意扶正补虚；二是对体质虚衰、身体不支者，仍当慎用。

方二 鳖蒜汤

【来源】江西中医学院万友生

【组成】鳖鱼500克，独头大蒜200克，或鳖甲30～60克，大蒜15～30克。

【用法】以鳖鱼、大蒜水煮烂熟，勿入盐，每日1剂，分3次（早、午、晚）饮汤食鱼和蒜令尽。或用鳖甲、大蒜为主，辨证配药，每日1剂，水煎2次，上、下午各服1次。

【功效】益肝阴，健脾气，破瘀软坚，行气利水，消食杀虫。

【主治】臌胀（肝硬化、脾肿大）。适用于肝脾气滞血瘀而又气血不足的寒热虚实错杂之臌胀。

方三 鲫鱼赤豆商陆饮

【来源】验方

【组成】鲫鱼250克，赤小豆100克，商陆3克。

【用法】同煮，喝汤食鱼肉。

【功效】清热解毒，利水消肿。

【主治】水湿内阻型肝硬化。

方四 猪皮红枣羹

【来源】验方

【组成】猪皮250克（去毛洗净），红枣120克。

【用法】猪皮250克（去毛洗净），水适量，炖煮成稠黏的羹汤，再加红枣120克，煮熟，加冰糖适量，分2次佐餐食用。

【功效】滋补肝肾。

【主治】肝肾阴虚型肝硬化。

方五 山药桂圆炖甲鱼

【来源】验方

【组成】山药片40克，桂圆肉20克，甲鱼500克。

【用法】先将甲鱼宰杀，洗净去内脏，连甲带肉加适量水，与山药片、桂圆肉清炖，至炖熟。食用时，吃肉喝汤。

【功效】滋阴潜阳，散结消肿，补阴虚，清血热。

【主治】适用于肝硬化、慢性肝炎、肝脾肿大患者。

三、慢性胃炎

慢性胃炎是指由于各种原因引起的慢性胃黏膜变化的一种常见病，慢性胃炎一般无黏膜糜烂，故常称为慢性非糜烂性胃炎。慢性胃炎有原发与继发两种情况，本节主要讨论原发性慢性胃炎。慢性胃炎按病情的严重程度分为慢性浅表性胃炎、慢性萎缩性胃炎与慢性肥厚性胃炎等。按病变部位分为胃体胃炎和胃窦胃炎。慢性胃炎的临床表现一般都不典型，病程缓慢，常反复发作，除胃部不适或疼痛外，各类型的慢性胃炎临床表现有所不同，浅表性胃炎一般表现为饭后上腹部不适，有饱闷及压迫感，嗳气后自觉舒服，有时还有恶心、呕吐反酸及一时胃痛，无明显体征。萎缩性胃炎主要表现为食欲减退，饭后饱胀，上腹疼痛以及贫血、消瘦、疲倦和腹泻等全身虚弱症状。肥厚性胃炎则以顽固性上腹部疼痛为主要表现，食物和碱性药物能使疼痛缓解，但疼痛无节律性。部分病人可有上腹部及左上腹轻度压痛，亦有表现为反复上消化道出血。由于本病没有特异性症状和体征，所以胃镜和活组织检查是诊断本病的主要方法。

本病在中医学文献中属于“胃脘痛”“痞满”“嘈杂”“吞酸”等范畴。本病的病因病机多由烦劳紧张，思虑过度，暗耗阳气，损伤阴液而引起；亦可因长期饮食失节，缺少调养，致使后天损伤而发病；还可因先天不足，后天失养，大病失调所致。常分以下六型：（1）湿热型：症见胃脘痞满或胀痛，不思饮食，口苦口黏，大便不爽，肛门灼热，舌边尖红、苔黄腻，脉弦。治当清热化湿，通降气机。（2）瘀血型：症见胃脘刺痛或刀割样痛，痛处固定、拒按，或见吐血、黑便、面色晦暗，舌质紫暗或有瘀斑，脉涩。治当活血化瘀，通络止痛。（3）肝胃不和型：症见胃脘、胸胁胀满疼痛，食纳呆滞，嗳噫频作或嘈杂吞酸，郁闷烦躁，善太息，苔薄或黄、脉弦。治当疏肝理气，健脾和胃。（4）气虚型：症见胃脘痞闷，似胀非胀，食少纳呆，食后胃脘发堵，倦怠乏力，舌质淡或胖淡、苔薄白，脉沉弱。治当补中益气。（5）阴虚型：症见胃脘隐痛或灼痛，饥不欲食，口干舌燥，或有手足心热，舌红、少苔或有裂纹、或花剥苔，脉细数。治当养阴清热。（6）阳虚型：症见胃脘隐痛或胀满，遇冷加重，食少便溏，畏寒肢冷，神疲乏力，舌质淡嫩、边有齿痕，脉沉细或迟，治当温中散寒，健脾助运。

方一 鲫鱼糯米粥

【来源】验方

【组成】鲫鱼1～2条，糯米50～100克，调料适量。

【用法】将鲫鱼去肠杂，洗净，与糯米同入锅，加水煮粥，粥熟后去掉鱼刺，加入调料即可食用。每日1剂。

【功效】补中益气，健脾和胃。

【主治】脾胃虚寒所致的慢性胃炎。

方二 良附粥

【来源】验方

【组成】良姜、香附各9克。

【用法】水煎，滤汁去渣，加粳米100克及适量水，共煮成粥。1天内分2次服食。

【功效】温中理气。

【主治】适用于慢性胃炎证属胃寒或兼气虚者。

方三 复方橘皮茶

【来源】验方

【组成】橘皮、佛手各9克，玫瑰花3克。

【用法】橘皮、佛手各9克，切为细丝，加入玫瑰花3克开水沏，代茶饮。

【功效】疏肝，理气，和胃。

【主治】适用于慢性胃炎气虚型。

方四 三七藕汁炖鸡蛋

【来源】验方

【组成】鸡蛋1个，鲜藕汁30毫升，三七末3克。

【用法】鸡蛋1个，打入碗中，加鲜藕汁30毫升及三七末3克，搅拌匀，置锅内隔水炖熟。1天服食1～2次。

【功效】活血化瘀，通络止痛。

【主治】适用于慢性胃炎瘀血型。

四、肠易激综合征

肠易激综合征是指慢性、反复发作、以肠道运动障碍为主，难以用解剖异常解释的肠道症状群，即器质性病变已被排除的肠道功能紊乱。临床常见腹痛、腹泻、大便急迫不尽感，便秘或腹泻交替，肠鸣及矢气等，有时粪便中带有较多黏液，症状至少持续3个月。男女发病率之比为1：2，多见于中青年，已被公认为一种具有特殊病理生理基础的身心疾病。本病与情绪紧张有密切关系，因此树立患者康复信心，解除抑郁情绪或平息激动感情对本病的治疗很有帮助。

中医无肠易激综合征病名，本病一般属于中医学中“腹痛”“腹泻”“便秘”等病的范畴。中医常将本病分为以下四型：（1）肝郁脾虚型：症见每因情志怫郁即腹痛肠鸣泄泻，泻后痛减，脘痞胸闷，急躁易怒，嗳气少食，舌边红、苔薄白，脉弦。治当疏肝健脾。（2）寒热夹杂型：症见腹中作痛或肠鸣腹泻，便下黏腻不畅，或夹泡沫，或腹泻与便秘交作，烦闷不欲食，脘腹喜暖，口干，舌红、苔腻，脉弦滑。治当调和肠胃，寒热兼治。（3）肠道津亏型：症见顽固性便秘三四日一行，硬结难下，大便为卵石状、羊屎状。部分患者可在左下腹触及条索包块，少腹疼痛，伴头痛失眠，烦闷，手足汗出，舌红、少苔或苔燥，脉弦。治当滋水清肝，润肠通便。（4）脾胃虚弱型：症见大便时清时泻，水谷不化，不思饮食，食后脘闷不舒，稍进油腻与刺激性食物大便次数明显增多，上腹部隐隐作痛，面色萎黄，精神疲惫，舌淡、苔白，脉缓弱。治当健脾益气。

方一　姜艾枣糖饮

【来源】验方

【组成】净蜂蜜60克，洁白食盐6克。

【用法】开水泡化温服。

【功效】润肠通便。

【主治】适用于肠易激综合征之肠道津亏型顽固便秘。

方二　葛根汤

【来源】程学生，傅正良．葛根治疗肠易激综合征［J］．中医杂志，1999，40（4）：198~199.

【组成】葛根20克。

【用法】葛根加水200毫升，煎煮20分钟，取汁留渣。再加水200毫升，煎煮20分钟，取汁。将上药混合，冷却后，分早、晚两次服。

【功效】疏肝健脾。

【主治】肠易激综合征属肝郁脾虚。

方三　薯蓣茎苜汤

【来源】刘艳，刘崇凯．薯蓣茎苜汤为主治疗肠易激综合征［J］．上海中医药杂志，1992（3）：33.

【组成】山药50克，车前子20克。

【用法】山药与车前子同轧成面状，同煮做稠粥服，每日3次。

【功效】疏肝健脾，清热化湿。

【主治】肠易激综合征属肝郁脾虚。

方四　益母草煎剂

【来源】曹洪贤，等．益母草煎剂治疗肠易激综合征［J］．中医杂志，1999（11）：696.

【组成】益母草50克。

【用法】益母草加水500毫升，文火煎煮至沸后30分钟，取汁，冷却后分两次服。

【功效】清热，利水，活血。

【主治】肠易激综合征属寒热夹杂型。

方五　芝麻柏子仁粉

【来源】李乾构，王自立．中医胃肠学［M］．北京：中国中医药科技出版社，1993：691.

【组成】黑芝麻20克，柏子仁20克。

【用法】上药研细末，加白糖或蜂蜜适量拌和服，每日1剂。

【功效】滋水清肝，润肠通便。

【主治】肠易激综合征属肠道津亏型的顽固性便秘。

五、慢性肝炎

肝脏发生炎症及肝细胞坏死持续6个月以上称为慢性肝炎。

中医学对本病早有认识，本病属中医“胁痛”“黄疸”“虚劳”等范畴。常分以下五型辨证治疗：（1）肝胆湿热型：症见两胁或右胁胀痛，脘腹满闷，恶心厌油，痞满嗳气，身目发黄或无黄，小便黄赤，大便黏腻臭秽不爽，低热，舌质红、舌苔黄腻，脉弦滑数。治当清利湿热，凉血解毒。（2）肝郁脾虚型：症见胁肋胀痛，精神抑郁或烦躁，面色萎黄，纳食减少，脘痞腹胀，大便溏薄，舌体胖，舌淡、苔白腻，脉弦或弦细而濡。治当疏肝解郁，健脾和中。（3）肝肾阴虚型：症见头昏耳鸣目眩，两目干涩，口燥咽干，两胁隐痛或热痛，失眠多梦，五心烦热，腰膝酸软，便干溲赤，女子经少经闭，舌体瘦，舌质红或绛、苔少或有裂纹，脉弦细数。治当养血柔肝，滋补肝肾。（4）脾肾阳虚型：症见畏寒喜暖，少腹、腰膝冷痛，食少腹胀便溏，食谷不化，肠鸣腹泻，全身浮肿，甚则滑泄失禁，下肢水肿，舌质淡胖有齿痕，苔薄白或白腻，脉沉迟无力。治当温补肝肾。（5）气滞血瘀型：右胁胀痛或刺痛，痛有定处，胁下微积，肝大，或有脾大，面色灰黑或黝黑，或乳房结块，或面、颈部有蜘蛛痣，可有鼻衄、齿衄或吐血，舌质紫暗苍老，舌苔薄或无苔，脉弦涩。治当活血化瘀，疏肝健脾。

方一 茵陈栀子仁粥

【来源】验方

【组成】茵陈30～60克，栀子仁3～5克，香附6克，鲜车前草30克，粳米50～100克。

【用法】上药取白糖适量。将四

味药加水共煎为汤液，与粳米一起加水煮成粥，最后加糖。每日2～3次，适量服用。必要时可连服2～3周。

【功效】清利湿热，凉血解毒。

【主治】适用于慢性肝炎肝胆湿热型。

方二　柳枝煎

【来源】新疆维吾尔自治区卫生厅. 新疆中草药单方验方选编［M］. 乌鲁木齐：新疆人民出版社，1961.

【组成】一寸以内嫩柳枝二两。

【用法】一寸以内嫩柳枝二两，加水1000毫升，煎至200毫升，每日1付，分2次服。

【功效】清肝胆湿热。

【主治】适用于慢性肝炎肝胆湿热型。

方三　鬼箭羽方

【来源】缪正秋. 鬼箭羽治疗慢性活动性肝炎21例［J］. 浙江中医杂志，1985（9）：397.

【组成】鬼箭羽6克，红花10克。

【用法】上药加水300毫升，煎煮30分钟，取汁留渣。再加水200毫升，煎煮20分钟，取汁。将上药混合，冷却后，分早、晚两次服。

【功效】清热，活血化瘀。

【主治】适用于慢性肝炎瘀血阻络型。面色晦暗，或见赤缕红斑，肝脾肿大，质地较硬，蜘蛛痣，肝掌，女子行经腹痛，经水色暗有块，舌质暗紫或有瘀斑，脉沉细涩。

方四　三七粉

【来源】张煜. 三七粉降低谷丙转氨酶及改善血浆蛋白的观察［J］. 中医杂志，1980（5）：345.

【组成】三七粉。

【用法】三七研细末，过120目筛，每次1克，每日3次，空腹服，1月为1疗程。

【功效】活血化瘀。

【主治】适用于慢性肝炎瘀血阻络型。面色晦暗，或见赤缕红斑，肝脾肿大，质地较硬，蜘蛛痣，肝掌，女子行经腹痛，经水色暗有块，舌质暗紫或有瘀斑，脉沉细涩。

六、慢性胆囊炎

慢性胆囊炎是临床常见的胆囊疾病。可与胆石症同时存在，亦可因胆汁郁结而致。本病有时为急性胆囊炎的后遗症，但多数病例并无急性发作史，而就医时即为慢性。临床以右胁下不适或持续性钝痛为主要表现，可伴有胃灼热，嗳气，嗳酸等消化不良症状。

本病属中医“胁痛”“黄症”“肝气痛”等病的范畴。一般情况下，胆囊炎中医分型有肝胆湿热型、肝郁气滞型、气滞血瘀型等，患者可以对症使用药物进行治疗，具体分析如下：（1）肝胆湿热型：患者可能会出现腰腿肿痛、口苦口黏、胸闷、恶心呕吐、腹胀腹痛、大便秘结等症状。（2）肝郁气滞型：患者可能会出现肋骨疼痛、频繁打嗝、舌苔薄白等现象，伴有恶心呕吐、食少腹胀等症状。（3）气滞血瘀型：主要表现为胃脘部疼痛，并且夜间疼痛更加明显。

除以上常见分型外，还有其他可能的分型，如肝阴虚证，患者症状严重时，要及时就医治疗。

方一　消炎利胆茶

【来源】验方

【组成】玉米须、蒲公英、茵陈各30克。

【用法】玉米须、蒲公英、茵陈各30克，加水1000毫升，煎去渣，加白糖适量，温服。每日3次，每次250毫升。

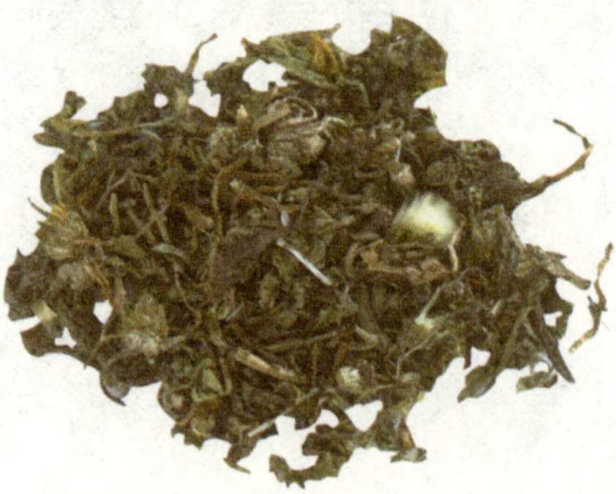

【功效】清肝利胆。

【主治】适用于胆囊炎之肝胆湿热型。

方二 金钱败酱茵陈茶

【来源】验方

【组成】金钱草、败酱草、茵陈各30克。

【用法】金钱草、败酱草、茵陈各30克，煎汁1000毫升，加白糖适量温服代茶。

【功效】清肝，利胆，排石。

【主治】适用于胆囊炎之肝胆湿热型。

方三 鸡胆汁黄瓜藤饮

【来源】验方

【组成】黄瓜藤100克，新鲜鸡胆1个。

【用法】黄瓜藤100克，洗净煎水100毫升，新鲜鸡胆1个，取汁冲服。

【功效】清肝利胆。

【主治】适用于慢性胆囊炎之肝胆湿热型。

七、上呼吸道感染

上呼吸道感染俗称感冒，90%以上是由病毒引起，少数由细菌引起。是指细菌或病毒对鼻腔、咽、喉黏膜所造成的炎症，病程为3～7天，四季均可发病。据统计，成年人每年发病约3～4次，儿童则多达6次以上。临床以鼻塞，流涕，喷嚏，咽痛，声音嘶哑，时有咳嗽，以及畏寒，发热，头痛，四肢腰背酸痛为主要表现，如有细菌感染，白细胞总数及中性粒细胞增高，病毒感染时白细胞总数及中性粒细胞不增高，X线检查一般无特征。本病治疗的关键在于预防，应注意锻炼身体，提高人体的御寒能力，并保持室内外卫生和个人卫生，流行期间应尽量避免集体活动，也可应用流感疫苗。呼吸道病毒目前尚无特效抗病毒药物，以对症或中医治疗为常用措施。如有细菌感染，可选用适合的抗生素，单纯的病毒感染一般可不用抗生素。

本病中医称为“感冒”，病情轻者又称为“伤风”“冒风”“冒寒”，重者称为“重伤风”，流感则称为“时行感冒”。临床可分为风寒感冒、风热感冒、暑湿感冒、气虚感冒、阳虚感冒、血虚感冒和阴虚感冒等七种证型。（1）风寒感冒型：症见鼻塞声重，鼻痒喷嚏流涕，咽痒，咳嗽痰多清稀，无汗头痛，肢体酸痛，舌淡、苔薄白，脉浮紧。治宜辛温解表，宣肺散寒。（2）风热感冒型：症见发热恶风，或微恶寒，咳嗽痰黄，口干渴，咽喉红肿疼痛，鼻塞流浊涕，舌边尖红，苔薄黄，脉浮数。治宜辛凉解表。（3）暑湿感冒型：多见于夏季，症见身热，微恶风，少汗，肢体酸痛或疼痛，头昏重涨，咳嗽痰黏，鼻流浊涕，心烦口渴，或口中黏腻，渴不多饮，胸闷泛恶，小便短赤，或大便不爽，舌苔黄腻，脉濡数。治宜清暑祛湿解表。（4）气虚感冒型：发热恶寒，头身疼痛，咳嗽鼻塞，自汗出，倦怠无力，短气懒言，舌淡苔白，脉浮而无力。治宜益气解表，调和营卫。（5）阳虚感冒型：恶寒重而发热轻，头疼身痛，自汗出，咳吐白痰，鼻塞流清涕，面色㿠白，形寒肢冷，语声低微，舌淡胖、苔白，脉沉无力。治宜助阳解表，宣肺止咳。（6）血虚感冒型：发热微恶寒恶风，无汗头痛，面色无华，唇甲色淡，心悸头晕，舌淡苔白，脉细。治宜养血解表，疏风散寒。（7）阴虚感冒：身热微恶风寒，头痛无汗，头晕心烦，口渴咽干，手足心热，咳嗽少痰，舌红，脉细数。治宜滋阴解表，疏风宣肺。

方一　绿豆粥

【来源】验方

【组成】绿豆50克，粳米100克，冰糖适量。

【用法】绿豆、粳米洗净煮粥，待粥熟时加入冰糖，搅拌均匀即可食用。可作早、晚餐食用。

【功效】清热解暑。

【主治】暑湿感冒。

方二　香薷饮

【来源】验方

【组成】香薷10克，厚朴5克，白扁豆6克。

【用法】先将香薷、厚朴洗净剪碎，白扁豆炒黄捣碎，一起放入保温杯中，以沸水冲入，加盖温浸30分钟，代茶频服。得汗后即减为日服2次。

【功效】祛暑利湿，理气和中。

【主治】暑湿感冒。

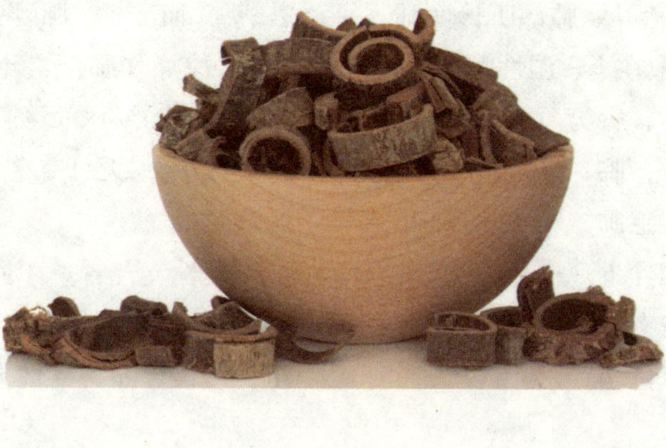

八、急、慢性支气管炎

急性支气管炎是病毒和细菌感染，物理、化学刺激或过敏反应等对气管–支气管黏膜所造成的急性炎症，一般为自限性疾病。起病较急，发病多见于寒冷季节，或气候突变之时，或过度劳累之后。初起多有上呼吸道感染症状，如鼻塞流涕、咽痛、声音嘶哑等，临床以咳嗽、咯痰为主要表现，呈刺激性、阵发性咳嗽，1～2天后咳出少量黏痰或稀薄痰，并逐渐转为黄胶痰或白黏痰，可持续数周，全身症状轻微，仅有轻微的畏寒、发热、头痛、全身酸楚等。肺部听诊两肺呼吸音增粗，散在干、湿性啰音。

中医称本病为“咳嗽”，多属外感暴咳，临床上可分为风寒袭肺、风热犯肺、燥热伤肺和凉燥伤肺等四个证型。（1）风寒袭肺型：咳嗽初起，声重气急，咽痒，痰稀色白，多伴有头痛鼻塞，流清涕，骨节酸痛，恶寒，或有发热，无汗等表证，舌苔薄白，脉浮或浮紧。（2）风热犯肺型：咳嗽新起，咳声粗亢，或咳声嘎哑，咳痰黏稠或稠黄，咳时汗出，常伴鼻流黄涕，头痛口渴，喉燥咽痛，或有发热，微恶风寒等表证，舌苔薄黄，脉浮数或浮滑。（3）燥热伤肺型：咳嗽新起，咳声嘶哑，干咳无痰或痰少黏稠难出，或黏连成丝，或咳引胸痛，多伴有鼻燥咽干，恶风发热，头痛等表证，舌尖红，苔薄黄而干，脉浮数或小数。（4）凉燥伤肺型：干咳，痰少或无痰，咽干鼻燥，兼有头痛，恶寒，发热，无汗，苔薄白而干，脉浮紧。

慢性支气管炎（简称慢支），是指气管、支气管黏膜及其周围组织的慢性非特异性炎症，所谓非特异性，就是指多种病原体均可致病。临床上以咳嗽、咳痰或伴有喘息及反复发作的慢性过程为特征。病情若缓慢进展，常并发阻塞性肺气肿，甚至肺动脉高压、肺源性心脏病。它是一种常见病，尤以老年人多见，所以又有“老慢支”之称。多发生在秋冬寒冷季节，天气转暖后则逐渐缓解，与过敏无关。诊断主要依靠病史和症状。在排除其他心、肺疾患（如肺结核、尘肺、支气管哮喘、支气管扩张、肺癌、心脏病、心功能不全等）后，临床上凡有慢性或反复的咳嗽，咯痰或伴喘息，每年发病至少持续3个月，并连续两年或以上者，诊断即可成立。

本病中医属“咳嗽”“痰饮”“喘证”范畴，依其临床表现多分为其病为久病，久病则必虚，故本病的本质多属虚寒。在临床上，根据患者的具体病情可将慢性支气管炎分为3期。

（1）急性发作期：处于这一期的该病患者可表现为原有的咳嗽或气喘症状明显加重，痰量增加，且常伴有发热、恶风寒、咽部不适等症状。①风寒犯肺型：该型慢性支气管炎患者可表现为咳嗽，咳痰，痰白而清稀，或气喘、胸闷，恶寒发热，鼻塞流涕，头痛，身体酸楚，舌苔薄白，脉浮。②风热犯肺型：此类患者可表现为咳嗽，咳痰，痰黄或稠，发热微恶风，头痛，或口干咽痛，胸闷气促，舌苔薄黄或薄白，脉浮数。③燥热伤肺型：此类患者可表现为干咳无痰，咳甚则胸痛，或痰少不易咯出，鼻燥咽干，或恶风、身热，舌红少津，苔薄黄，脉数。

（2）慢性迁延期：处于这一期的该病患者其咳嗽、咯痰、气喘等急性期的症状得到了缓解，但这些症状仍会持续一个月以上的时间。①寒饮壅肺型：该型慢性支气管炎患者可表现为咳嗽气喘，痰白清稀、多泡沫，恶寒畏风，身体疼痛沉重，或肢体浮肿，舌苔白滑，脉弦紧。②痰湿犯肺型：此类患者可表现为咳嗽多痰，痰白而黏，胸脘满闷，少食腹胀，舌苔白腻，脉弦滑。③痰热壅肺型：此类患者可表现为咳嗽，咳痰，痰黄稠，口渴咽干，身热面赤，舌红苔黄，脉滑数。④脾肺两虚型：此类患者可表现为咳嗽气短或喘，疲倦自汗，易于感冒，饮食减少，大便稀溏，舌苔薄白，脉细弱。⑤肺肾阳虚型：此类患者主要表现为长期咳嗽气喘，呼多吸少，动则更甚，痰清稀、色白，畏寒肢冷，舌淡，苔白滑，脉沉细无力。⑥肺肾阴虚型：此类患者可表现为咳嗽气喘，痰黏稠，咽干口渴，五心烦热，舌红少苔，脉细数。

（3）缓解期：处于这一期的该病患者经过治疗或自然好转后，可在三个月以上的时间内无症状或仅有较轻的症状。

大多数缓解期的慢性支气管炎患者，无论其有无临床症状，都仍处于体质虚弱的状态，一般可分为偏于阳虚和偏于阴虚两种类型。为了使病情得到彻底的康复，处于这一期的该病患者应根据自己的具体情况进行调补：①偏于阳虚型：此类患者可表现为腰膝酸软，肢冷尿频等。②偏于阴虚型：此类患者可表现为潮热盗汗，咽干口渴，眩晕耳鸣等。

方一 桑杷煎

【来源】验方

【组成】桑白皮、枇杷叶各12克。

【用法】水煎服，每日1剂。

【功效】清肺降气，止咳平喘。

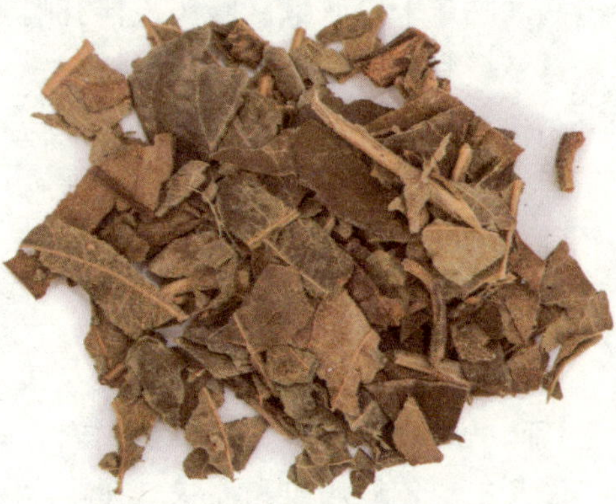

【主治】适用于风热犯肺型急性支气管炎，症见咳嗽不爽，咯痰黄稠或白黏，口干咽痛，鼻流黄涕或有发热，头痛恶风，汗出，苔薄黄，脉浮数。

方二 参贝散

【来源】验方

【组成】沙参（1岁以下10克，1岁以上15克），川贝（1岁以下20克，1岁以上30克）。

【用法】两药打粉混匀等分6包，成糕状。温服，每日2次，3天为1疗程。

【功效】养阴润肺，止咳化痰。

【主治】适用于急性支气管炎燥热犯肺型，咳嗽，舌红而干、少苔或无苔等。

方三 鲜橘皮饮

【来源】杨风琴. 鲜橘皮沏水代茶饮治疗慢性支气管炎[J]. 黑龙江中医药，1990（6）：37.

【组成】鲜橘皮1～2个。

【用法】放入带盖杯中，倒入开水。待5～10分钟后即可饮用，饮后将杯盖盖好，之后随时饮用。鲜橘皮每日更换1次。

【功效】理气化痰。

【主治】慢性支气管炎。反复咳嗽，咳黏稠痰等。

方四 娃儿藤片

【来源】江西省余干县医学科学研究所. 娃儿藤片治疗慢支的疗效观察[J]. 中成药研究，1983（11）：21.

【组成】娃儿藤（七层楼）的根。

【用法】口服每日3次每次3～4片，10天为1疗程，服1～2疗程。

【功效】镇咳，祛痰，平喘。

【主治】适用于喘息型慢支迁延期，咳喘多，胸闷气短等。

九、高血压病

高血压是最常见的血管疾病，不仅患病率高，而且可引起严重的心、脑、肾并发症，是引发脑卒中、冠心病的主要危险因素。高血压是指循环动脉压升高，收缩压高于或等于140毫米汞柱，舒张压高于或等于90毫米汞柱，具有二者之一，即可诊断为高血压。在绝大多数患者中，高血压病因不明，称为原发性高血压；在约5%患者中，血压升高是某些疾病的一种表现，称为继发性高血压。高血压发病因素与遗传、膳食因素、肥胖等均有关系。根据临床特点可分缓进型高血压及急进型高血压。缓进型多于中年以后发病，起病缓慢，多数无明显症状，少数有头痛眩晕，失眠乏力，健忘等高级神经功能失调的表现，病程后期血压持续在高水平，可出现脑、心、肾、眼底器质性损害和功能障碍，并出现相应的临床表现。急进型高血压多见于青年和中年人，病情严重，进展较快，舒张压持续大于130毫米汞柱，眼底出血及渗出，常引起心衰、肾功能不全、高血压危象或高血压脑病。早期高血压病，实验室及心电图、X线检查可无异常，后期实验室检查尿液可有蛋白、红细胞，还有可能伴血脂、血糖异常，心电图可见左室高电压、劳损或传导异常。本病40岁以后患病率增高，并随年龄递增，女性在绝经期前低于男性，绝经期后则高于男性，城市发病率高于农村，脑力劳动者较体力劳动者发病率高，嗜盐量多、大量吸烟、有高血压家族史者患病率高。因而，平时应调节饮食结构，低盐低脂，多吃蔬菜豆制品，戒烟酒，控制体重，保持情绪稳定，劳逸结合，选择不同类型的降压药。

本病属于中医“眩晕”“头

痛”等范畴。临床可分为肝阳上亢、瘀血阻络、痰浊中阻、气血亏虚、肾精不足五个证型。（1）肝阳上亢型：症见头痛发胀，眩晕头昏，项强耳鸣，面红目赤，急躁易怒，失眠多梦，口苦口干，大便秘结，舌红、苔黄，脉弦滑数。治宜清肝泻火，平肝潜阳。（2）瘀血阻络型：症见头痛眩晕，心悸，胸闷或胸痛，精神不振，失眠健忘，言语謇涩，肢体麻木，舌质紫暗，脉弦涩或细涩。治宜活血化瘀，通脉和络。（3）痰浊中阻型：症见眩晕，倦怠或头重如蒙，胸闷或时吐痰涎，少食多寐，舌胖苔浊腻或白厚而润，脉濡或弦滑。治宜化痰降浊。（4）气血亏虚型：眩晕，动则加剧，劳累即发，神疲懒言，气短声低，面白少华，或萎黄，或面有垢色，心悸失眠，纳减体倦，舌色淡、质胖嫩、边有齿痕，苔少或厚，脉细或虚大。治宜补益气血，健运脾胃。（5）肾精不足型：症见眩晕，精神萎靡，腰膝酸软，或遗精，滑泄，耳鸣，发落，齿摇，舌瘦嫩或嫩红、少苔或无苔，脉弦细或弱或细数。治宜补益肾精，充养脑髓。

方一　玉米须香蕉皮饮

【来源】验方

【组成】玉米须50克，香蕉皮50克。

【用法】将玉米须、香蕉皮分别洗净，切碎后同入砂锅，加水600毫升，用小火浓煎成300毫升，以洁净纱布过滤取汁即成。

【功效】清热解毒，利尿降压。

【主治】主治各型高血压病。

方二　化瘀承气汤

【来源】徐应抒. 化瘀承气汤治疗高血压病105例疗效观察［J］. 中国医药学报，1989（2）：21.

【组成】丹参30克，牛膝30克，酒制大黄6克。

【用法】取上药加水600毫升同煎，武火煎沸后，改用文火续煎25分钟，药汁一次服完。每剂煎服2次，每日1剂。

【功效】活血化瘀，行血通络。

【主治】适用于高血压病属瘀血阻络型，头痛头晕，心烦胸闷或胸痛，惊悸怔忡，精神不振，失眠健忘，语言謇涩，肢体麻木，舌质紫暗、苔白，脉弦涩或细涩。

十、冠心病

冠心病是冠状动脉粥样硬化性心脏病的简称，又名缺血性心脏病。是指供给心脏营养物质的血管——冠状动脉发生严重粥样硬化或痉挛，使冠状动脉狭窄或阻塞，以及血栓形成造成管腔闭塞，导致心肌缺血缺氧或梗死的一种心脏病，亦称缺血性心脏病。冠心病是动脉粥样硬化导致器官病变的最常见类型，也是危害中老年人健康的常见病。冠心病临床上分原发性心脏骤停、心绞痛、心肌梗死、心力衰竭、心律失常、无症状性冠心病六个类型。预防冠心病应合理改善膳食结构，宜低盐、低脂、低糖、高蛋白、高纤维素饮食，多吃蔬菜水果及粗纤维食品，保持大便通畅，晚餐不宜过饱。

本病属于中医“胸痹”“真心痛”“心痛”范畴，临床上可分为气滞血瘀、痰浊闭阻、阴寒凝滞、气阴两虚、阳气虚衰五型。（1）气滞血瘀型：症见心痛剧烈，痛处较固定，如锥针刺，甚则心痛彻背，心慌胸闷，气短乏力，动则汗多，面色晦暗，怔忡失眠，舌质紫暗、苔白，脉弦涩或结代。治宜活血化瘀，通脉止痛。（2）痰浊闭阻型：症见胸闷如窒，心前区痛，痛引肩背，气短乏力，劳则喘促，形体肥胖，痰多欲眠，口中黏腻，恶心纳呆，倦怠身重，舌淡、苔腻，脉滑弦紧。治宜通阳散结，宽胸豁痰。（3）阴寒凝滞型：症见胸痛时作，感寒痛甚，心悸气短，四肢厥冷，苔白，脉弦紧。治宜辛温通阳，宣痹散寒。（4）气阴两虚型：症见胸闷气短，心痛时作，心悸乏力，头晕目眩，心烦不寐，或自汗或盗汗，耳鸣，腰膝酸软，舌质偏红或紫暗或有齿痕，苔薄或剥，脉细数或细弱或结代。治宜益气养阴，通脉宁神。（5）阳气虚衰型：症见胸闷心痛，甚则胸痛彻背，气短心悸，畏寒肢冷，腰酸，舌质淡或紫暗，脉沉细或结代。治宜益气温阳，活血通脉。

方一　黑白木耳汤

【来源】张天安．蔬菜的食疗与保健［M］．天津：天津科技翻译出版公司，2001：264.

【组成】白木耳10克，黑木耳10克，冰糖适量。

【用法】将上述用料用温水泡发后洗净，放入碗中，加水及冰糖，隔水蒸1小时。

【功效】活血止痛。

【主治】适用于冠心病属于心血瘀阻型，胸部刺痛，时有心悸不宁，舌有瘀点或紫暗，脉沉涩。

方二　丹参药酒

【来源】韩冰．中国分科食疗大全［M］．天津：天津大学出版社，1995：169.

【组成】丹参30克，白酒500克。

【用法】将丹参切成片，装入纱布袋内，浸入酒中15天即成。每日2次，每次饮酒15毫升。

【功效】活血通络，温阳益气。

【主治】适用于冠心病属于阳气虚衰型，胸痛彻背，心悸，畏寒肢冷，无力，面色苍白，舌淡胖，苔薄白。

方三　豆苗汁饮

【来源】验方

【组成】豌豆苗适量。

【用法】将豌豆苗洗净捣烂，榨汁，每次饮纯汁半小杯，每日2次，略加温水调服。

【功效】补气滋阴。

【主治】适用于冠心病胸闷隐痛，心悸气短，面色无华，头晕目眩。

方四　三七粉

【来源】舒炎高．三七粉治疗冠心病10例［J］．浙江中医杂志，1986（3）：106.

【组成】三七粉2～3克。

【用法】开水冲服，日服2～3次。

【功效】活血化瘀，通络止痛。

【主治】适用于冠心病不稳定型心绞痛，属心脉瘀阻型，心痛剧烈，如锥针刺，甚则心痛彻背，心慌胸闷，气短乏力，动则汗多，面色晦暗，怔忡失眠，舌质紫暗、苔白，脉弦涩或结代。

十一、急性肾盂肾炎

急性肾盂肾炎又名急性上尿路感染，是指细菌（极少数可由真菌、原虫、病毒）侵入一侧或两侧肾盂和肾实质所引起的急性化脓性炎症。临床引起肾盂肾炎的致病菌以大肠杆菌为常见，部分为副大肠杆菌、变形杆菌、产气杆菌、粪链球菌、肠球菌和绿脓杆菌等所致。急性肾盂肾炎好发于女性，男女之比约为1：3～1：5，其中以生育年龄妇女以及小婴儿发病率为高。临床表现有如下三方面：一、全身表现：起病大多急骤、常有寒战或畏寒，高热，体温可达39℃以上，全身不适，头痛，乏力，食欲减退，有时恶心或呕吐等。二、尿路系统症状：最突出的是膀胱刺激症状即尿频、尿急、尿痛等，每次排尿量少，有淋漓不尽的感觉。大部分病人有腰痛或向会阴部下传的腹痛。三、轻症患者可无全身表现，仅有尿频、尿急、尿痛等膀胱刺激症状。临床尿常规检查显示尿液混浊，典型的如米汤样，偶见肉眼血尿，可伴尿蛋白少量。

本病属中医“热淋”“腰痛”范畴，其辨证属实证、热证，主要与肾与膀胱有关。肾虚、膀胱湿热是其主要病机，可分为膀胱湿热、热毒内蕴二型。（1）膀胱湿热型：小便频数，点滴而下，急迫不爽，尿色黄赤，灼热刺痛，小腹胀满或痛引脐中，大便秘结，小便时哭闹不安，舌质红、苔黄，脉滑数或濡数。治宜：清热利湿，通利膀胱。（2）热毒内蕴型：症见高热寒战，烦渴引饮，腰痛，小便频涩短赤，滴沥刺痛，舌红、苔黄腻，脉弦数有力。治宜清热解毒，利湿通淋。

方一　火府丹

【来源】《普济本事方》

【组成】干地黄60克，木通、黄芩各30克。

【用法】做小丸，每次服10克，1日服3次；或以上药各1/3量水煎2次作2次服，1日服2剂。

【功效】清热，利尿，通淋。

【主治】适用于急性肾盂肾炎属于心经热淋证，以小便涩痛，脉数为主症。

方二 鲜车前草

【来源】验方

【组成】鲜车前草50～100克。

【用法】水煎服，频服。

【功效】清热利尿。

【主治】适用于急性肾盂肾炎属于膀胱湿热型。

方三 乌蔹合剂

【来源】钟新渊. 乌蔹合剂为主治疗急慢性肾盂肾炎73例观察报告［J］. 江西中医药，1986（1）：29.

【组成】乌蔹30克，白花蛇舌草30克，茅根30克，车前草30克。

【用法】以上4味各用干品30克，加水适量煎煮两次，去渣浓缩为40毫升，为1日量，分2次服完。

【功效】清热，利湿，通淋。

【主治】急性肾盂肾炎属膀胱湿热型，症见尿频，尿急，小便短赤，灼热刺痛，腰痛，大便秘结，舌红、苔黄腻，脉滑数。

方四 车前叶粥

【来源】《圣济总录》

【组成】鲜车前叶30～60克，葱白1茎，粳米50～100克。

【用法】将车前叶洗净，切碎，同葱白煮汁后去渣，然后加粳米煮粥。每日2～3次，5～7天为1疗程。

【功效】利尿，清热。

【主治】适用于急性肾盂肾炎属于膀胱湿热型。

方五 柏花芩膝汤

【来源】李会昌，等. 辨证与辨病相结合治疗肾盂肾炎234例疗效观察［J］. 黑龙江中医药，1991（3）：11.

【组成】黄柏10克，牛膝10克，金银花15克，黄芩10克。

【用法】上药加水至600毫升同煎，武火煎沸后，继以文火续煎30分钟，滤出药液，再加水至300毫升，煎沸20分钟，去渣，两煎所得药液兑匀，分2次服，每日1剂。

【功效】清热，利湿，通淋。

【主治】急性肾盂肾炎属膀胱湿热型，尿频，尿急，小便短赤，灼热刺痛，腰痛，大便秘结。

十二、慢性肾盂肾炎

慢性肾盂肾炎又名慢性上尿路感染，是由细菌（极少数可由真菌、原虫、病毒）引起的一侧或两侧肾盂和肾实质的炎性改变，临床以尿频、尿急、尿痛、脓尿、腰痛等迁延不愈或遇劳则发为特征。本病多由急性肾盂肾炎未得到合理治疗或治疗后仍持续有无症状性细菌尿，或治疗后虽菌尿消失，但之后又反复发作，均可引起多发性疤痕，造成肾内梗阻和肾盂、肾盏变形，演变为慢性肾盂肾炎。大多数学者认为，慢性肾盂肾炎可分为三种：（1）伴有返流的慢性肾盂肾炎（即返流性肾病）。（2）伴有尿路梗阻的慢性肾盂肾炎（慢性梗阻性肾盂肾炎）。（3）为数极少的特发性慢性肾盂肾炎（即发病原因不明确者）。本病常反复发作，病程超过半年以上，典型者先有急性肾盂肾炎反复发作史，渐出现乏力，不规则低热，食欲减退，腰腿酸痛，轻度尿频、尿急，有时尿混浊，至后期出现肾小管浓缩功能障碍，如夜尿多、尿比重低，可继发肾小管性酸中毒，晚期出现肾功能不全。对于本病的预防要增强体质，提高机体的防御能力，消除各种诱发因素，积极寻找并去除炎性病灶，减少不必要的导尿。女性应注意保持外阴清洁，尤其在经期及孕期。

中医称本病为“劳淋”“虚劳”“虚损”范畴。临床可分为肾阴不足，脾肾阳虚，气虚下陷，膀胱湿热四型。（1）肾阴不足型：症见小便黄赤频数，滴沥不尽，潮热盗汗，头昏耳鸣，舌红、少苔，脉细数。治宜滋阴清热。（2）脾肾阳虚型：症见尿涩滞不畅，小便滴沥不尽，腰膝冷痛，夜间尿频，头面、下肢浮肿，乏力食少，舌淡，脉沉细无力。治宜温肾健脾，化湿通淋。（3）气虚下陷型：症见小便频多，小腹重坠，食欲不振，腹胀便溏，面色萎黄，气短乏力，舌淡、苔薄，脉沉弱无力。治宜健脾升阳，化湿利浊。（4）膀胱湿热型：症见尿频，尿急，小便短赤，灼热刺痛，腰痛，大便秘结，舌红、苔黄腻，脉滑数。治宜清利湿热，通淋。

方一 生山楂

【来源】雷震甲，陆福林，等. 山楂煎剂治疗105例肾盂肾炎的疗效初步观察［J］. 陕西医学杂志，1975（1）：35.

【组成】生山楂90克。

【用法】煎服，14日为1疗程。

【功效】活血祛瘀。

【主治】适用于慢性肾盂肾炎伴有血瘀征象者。

方二 葵根饮

【来源】申志强，等. 中医肾脏病学［M］. 郑州：河南科技出版社，1990：120.

【组成】冬葵根30克，车前子15克。

【用法】上药加水至500毫升同煎，武火煎沸后，继以文火续煎30分钟，滤出药液，再加水至300毫升，煎沸20分钟，去渣，两煎所得药液兑匀，分2次服，每日1剂。

【功效】滋阴清热。

【主治】慢性肾盂肾炎属肾阴不足型，小便黄赤频数，滴沥不尽，潮热盗汗，头昏耳鸣。

方三 酢浆草全株

【来源】《本草纲目》

【组成】酢浆草全株。

【用法】洗净切碎，加白酒1杯煎服。轻症1～2剂，重症8小时服1剂。

【功效】清热利湿，凉血散瘀，消肿解毒。

【主治】适用于慢性肾盂肾炎膀胱湿热型。

方四 地沙草汤

【来源】验方

【组成】地肤子30克，海金沙10克，甘草6克。

【用法】水煎服。

【功效】清热，利尿，通淋。

【主治】适用于慢性肾盂肾炎属于膀胱积热型，可见尿涩刺痛。

十三、泌尿系统结石

泌尿系统结石又称尿石症，是指一些结晶物体和有机基质在泌尿道异常积聚，包括肾结石、输尿管结石、膀胱结石及尿道结石等。主要症状特点有腰部或少腹部绞痛阵作、血尿、排出大小不等的结石、尿频、尿急、尿流中断、排尿困难等。患有泌尿系结石者，不宜多吃动物的内脏，如猪肾、猪脑、猪心、猪肝、羊肝、鸡肝、鸡脑、牛心以及奶类、鱼类之物；尿酸结石者也不宜多吃动物肝脏、海鲜、肉汤等含嘌呤较高的食物；草酸盐结石患者还不宜多吃毛豆、龙须菜、可可等含草酸较多的食品；对草酸盐或磷酸钙结石者，应忌进食牛奶、奶酪、茭瓜、豆腐、豆类等含钙量高的食物。一般每天要喝2000～3000毫升水，临床上叫“水化”，对预防结石形成也至关重要。

中医称本病为“石淋”“腰痛”。临床可分为下焦湿热，肝经气郁化火，脾肾两虚，阴虚火旺四个证型。（1）下焦湿热型：症见腰酸时痛，或腰腹绞痛难忍，小便窘迫难忍，或排尿时突然中断，尿短数，灼热刺痛，溺色黄赤或夹有大量血尿，尿中夹有细碎砂石，口臭口苦，便秘，舌红、苔黄腻，脉滑数。治宜清热利湿，通淋排石。（2）肝经气郁化火型：症见胁胀腰痛，若腰痛加剧，则痛引少腹，累及阴股，小便难涩，点滴而下，或欲出不能，尿流中断，小腹膨隆，窘迫难忍。苔薄黄，脉弦数。治宜清肝利气，通淋排石。（3）脾肾两虚型：症见久病之后，神疲乏力，腰背疼痛，喜揉喜按，遇劳则甚，足膝软弱无力，尿涩不显，尿出无力，少腹坠胀，尿中时夹砂石，纳差，便溏，面色少华，纳食欠佳，脘腹胀闷，舌淡、苔白边有齿印，脉细无力。治宜补肾健脾，温阳化浊。（4）阴虚火旺型：症见结石日久，腰痛绵绵，小溲微涩，滴沥不尽，尿血鲜红，潮热盗汗，五心烦热，口干咽燥，头晕耳鸣。舌红少苔，脉细数。治宜滋阴降火，清热消石。

方一 鱼脑石

【来源】浙江省卫生厅. 浙江中药手册［M］. 杭州：浙江人民出版社，1960.

【组成】取黄鱼头部鱼脑石20颗（鱼脑石是黄花鱼鱼头中两块坚硬的耳石）。

【用法】焙干，研极细末，每次1~2克，每日2次，温开水送服。

【功效】化石，通淋，消炎。

【主治】适用于各型泌尿系统结石。

方二 鸡内金

【来源】《圣惠方》

【组成】鸡内金1个。

【用法】研末吞服，每次1个，每日2次。

【功效】消积排石。

【主治】适用于各型泌尿系结石。

方三 丹皮龟

【来源】验方。

【组成】乌龟500克，牡丹皮30克。

【用法】牡丹皮用冷开水快速冲洗灰尘，沥干；乌龟活杀，侧面剖开去内脏，用开水除去黑膜洗净。乌龟、牡丹皮放入砂锅内，加冷水浸没，中火烧开后加2匙黄酒、适量盐，再用文火煨2~3小时，至龟肉烂、龟板脱落时止。饭前食，吃肉，喝汤。

【功效】补肾通淋。

【主治】适用于肾结石。

方四 二金汤

【来源】验方。

【组成】海金砂（研末）18克，金钱草40克，甘草6克。

【用法】每日1剂，水煎分3次服。

【功效】清热利湿，通淋排石。

【主治】适用于泌尿系结石属于下焦湿热型，症见小便窘迫难忍，尿短数，灼热刺痛，溺色黄赤或夹有大量血尿，尿中夹有细碎砂石，舌红、苔黄腻，脉滑数。

十四、急性肾功能衰竭

急性肾功能衰竭（肾内科）是一组综合征。是指由于肾本身或肾外因素引起肾功能急性衰退，出现氮质血症等改变的一组临床综合征。急性肾功能衰竭简称急性肾衰，是急骤发生和迅速发展的肾功能减退综合征，本病由多种病因引起，使肾小球滤过功能迅速下降至正常水平的50%以下，血尿素氮及血肌酐迅速增高并引起水、电解质紊乱和酸碱平衡失调及急性尿毒症症状。急性肾衰可见于各科疾病，急性肾衰与慢性肾衰不同，如能早期诊断，及时抢救，则肾功能可完全恢复，如延误诊治，则可致死。急性肾功能衰竭发病率高，常见于严重创伤、手术、感染、中毒、应用肾毒性药物的患者。临床本病以突然少尿、无尿、酸碱平衡失调、水盐电解质代谢紊乱和氮质血症为主要表现，并结合有关的腹部X线片、B超、CT、肾图等检查有助于诊断。预防措施包括注意饮食起居，及时治疗失血症、防水火烫伤、慎用肾毒药物。对于造影剂的大剂量应用应慎重。积极治疗引起急性肾小管坏死的疾病，密切观察肾功能和尿量等。急性肾功能衰竭，是临床危、急、重病，是否及时、正确的抢救措施是治疗成功的关键。因此，发现患者急骤起病，进行性少尿、无尿时宜迅速就诊。

中医称本病为“水肿”“癃闭”“关格”。临床可分为少尿期和多尿期，少尿期可见邪毒内侵、热毒瘀滞、瘀血内阻、气阴虚竭四个证型。（1）邪毒内侵型：症见突然少尿，尿闭，神昏恶心，苔厚腻，脉濡滑。治宜通腑泄浊，解毒导滞。（2）热毒瘀滞型：症见高热神昏，少尿，吐血，斑疹紫黑，舌深绛、苔焦黄，脉滑数。治宜清热解毒，活血化瘀。（3）瘀血内阻型：症见血尿，尿少，尿闭，瘀斑，舌瘀紫、苔腻，脉涩。治宜祛瘀活血，通腑泄浊。（4）气阴虚竭型，症见尿量少，汗出肢冷，舌淡，脉微细欲绝，治宜益气养阴固脱。多尿期可分为气阴两虚及湿热余邪两个证型。（1）气阴两虚型：症见全身疲乏，咽干思饮，尿多清长，舌红少津，脉细，治宜益气养阴。（2）湿热余邪型：症见头晕心烦，纳呆恶心，口中黏腻，舌红、苔黄腻，脉实有力。治宜清化湿热。

方一　十枣汤

【来源】李中超，等. 十枣汤治疗急性肾功能衰竭2例［J］. 实用中医内科杂志，1991（3）：30.

【组成】大戟、芫花、甘遂各等份，大枣10枚。

【用法】用大枣10枚煎汤，用汤送服药粉（大戟、芫花、甘遂各等分，共为细末）3克。每日1次，逐渐减量，中病即止。

【功效】攻下逐水。

【主治】适用于急性肾功能衰竭属于邪毒内侵型，突然少尿，尿闭，神昏恶心。

方二　生脉散

【来源】张大宁. 实用中医肾病学［M］. 北京：中国医药科技出版社，1991：475.

【组成】人参10克，麦冬10克，五味子10克。

【用法】上药加水至300毫升同煎，武火煎沸后，改用文火续煎30分钟，滤出药液，再加水至200毫升，煎沸20分钟，去渣，两煎所得药液兑匀，分早、晚2次服，每日1剂。

【功效】益气固脱，养阴生津。

【主治】适用于急性肾衰少尿期属气阴虚竭型，尿量少，排出无力，气息欲绝，汗出肢冷。

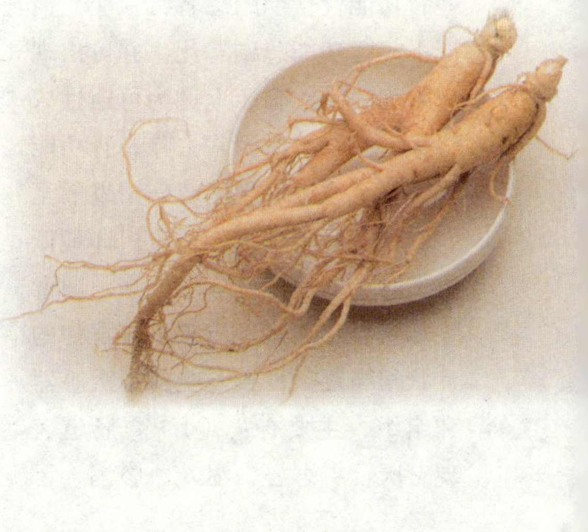

十五、慢性肾功能衰竭

慢性肾功能衰竭又称慢性肾功能不全，是指各种原因造成的慢性进行性肾实质损害，致使氮质代谢产物潴留，水、电解质及酸碱平衡失调，内分泌紊乱等所表现的一种临床症候群，发病率约占人群万分之0.5左右。在肾功能不全早期，仅有原发病的症状，只在检查中可发现内生肌酐清除率下降，尿浓缩功能及酚红排泄率减退。这些肾功能代偿期的患者常在应激情况下，肾功能急剧恶化，并可出现尿毒症症状，临床上称为可逆性尿毒症，一俟应激因素去除，肾功能可恢复至原来水平。若病情发展至“健存”肾单位不能适应机体最低要求时，即使没有应激因素，尿毒症症状会逐渐表现出来。尿毒症的症状相当复杂，累及全身各个脏器和组织，主要有：（1）胃肠道表现有厌食、恶心、呕吐、腹泻、舌炎、口有尿臭味、口腔糜烂、消化道出血等。（2）精神神经系统表现有精神萎靡不振、疲乏、头晕、头痛、记忆力减退、失眠、四肢麻木、手足灼痛，有时出现下肢痒痛或“不安腿”综合征（下肢有蚁爬、发痒感，需移动双腿或行走后才舒适），可有嗅觉异常，神经性耳聋，咽部及舌部肌肉无力、排尿困难，尿潴留等。晚期出现嗜睡、烦躁、谵语、肌肉颤动甚至抽搐、昏迷。致精神神经症状的原因可能是代谢产物潴留，电解质平衡失调，代谢性酸中毒，“中分子物质”潴留等对神经系统作用的结果。（3）心血管系统表现常有高血压、心肌损害、心力衰竭、心律失常，并可有小动脉、视网膜小动脉硬化可影响视力及视网膜出血。严重者可出现心包摩擦音（纤维素性心包炎），少数可有心包积液，甚至发生心包填塞。（4）造血系统表现，严重贫血为主要症状，晚期患者多有出血倾向，常伴有皮下瘀斑，鼻衄、牙龈出血、甚或发生呕血、便血、血尿、颅内出血、月经过多症，少数可有心包出血。（5）呼吸系统表现有呼出的气体有尿味、易患支气管炎、肺炎、胸膜炎。（6）皮肤表现干燥、脱屑、无光泽。部分患者皮肤较黑，系弥漫性黑色素沉着所致。尿毒从汗腺排出后，会凝成白色结晶称为“尿素霜”，刺激皮肤而引起尿毒症性皮炎和皮肤瘙痒（皮肤痒感与继发性甲状旁腺素增多也有关）。（7）电解质平衡紊乱。要预防本病，首先应积极治疗原发病症，注意冷暖，饮食合理，房事有节，并应积极锻炼，增强体质，慎用、忌用可能损害肾脏的中西药物。

本病属于中医“关格”“虚劳”“癃闭”等范畴。临床可分为阳气虚弱、气阴两虚、浊邪内蕴、水瘀互结四个证型。（1）阳气虚弱型：症见身乏懒言，纳呆腹胀，小便清长，畏寒肢冷，舌淡胖有齿印、苔白腻，脉沉弱。治宜益气温阳，健脾益肾。（2）气阴两虚型：症见面色少华，动则气短，腰膝疲软，手足心热，夜尿清长，舌淡有齿痕，脉沉细。治宜益气养阴，补肾健脾。（3）浊邪内蕴型：症见面色委顿，恶心腹胀，大便秘结，口黏腻无味，舌淡胖、苔厚腻，脉沉细无力。治宜温补脾阳，攻下逐邪。（4）水瘀互结型：症见水肿腰以下为甚，畏寒肢冷，腰膝酸软，便溏，舌淡、苔腻，脉沉细，甚则面色紫暗，唇紫，腰痛，经闭，舌紫暗有瘀斑，脉沉涩。治宜温阳利水，通络散瘀。

方一　参元汤

【来源】验方

【组成】人参6克，桂圆肉10枚。

【用法】以人参6克加桂圆肉10枚，共煮内服。

【功效】益气健脾，养血安神。

【主治】适用于慢性肾功能不全病人贫血、心悸怔忡者，有养血安神之功效。

方二　桑椹蜜膏

【来源】验方

【组成】鲜桑椹100克（或干品500克），蜂蜜250克。

【用法】以鲜桑椹100克（或干品

500克），浓煎，加蜂蜜250克收膏。

【功效】养血补肾，润燥养血。

【主治】适用于慢性肾功能不全肾阴不足、失眠烦躁者。

方三　生大黄粉

【来源】李秋贵，李文瑞．用大黄粉治疗慢性肾功能不全82例［J］．辽宁中医杂志，1994，21（1）：33～35.

【组成】生大黄粉。

【用法】用生大黄细粉装入胶囊，一般用量每天1～3克，以稀便每日2～3次，且无腹痛为原则，连续服用。

【功效】活血，祛瘀，解毒。

【主治】适用于慢性肾功能衰竭属于浊邪内蕴型。

方四　虫草菌丝方

【来源】胡熙明．中国中医秘方大全（上册）［M］．上海：文汇出版社，1990：436.

【组成】虫草菌丝。

【用法】将上药研细，装胶囊备用。每次2克，每日3次口服。

【功效】益气养阴，补肾益肺。

【主治】适用于慢性肾功能衰竭属气阴两虚型，面色少华，动则气短，腰膝疲软，手足心热，夜尿清长。

方五　健脾生津方

【来源】卢君健，等．健脾生津方加减治疗慢性肾功能不全10例［J］．苏州医学院学报，1990（1）：62.

【组成】鸡内金10克，生甘草6克，生山楂10克，乌梅10克。

【用法】上药加水至600毫升同煎，武火煎沸后，改用文火续煎30分钟，滤出药液，再加水至300毫升，煎沸20分钟，去渣，两煎所得药液兑匀，分早、晚2次服，每日1剂。

【功效】益气养阴，健脾生津。

【主治】慢性肾衰属气阴两虚型，面色少华，动则气短，腰膝疲软，手足心热，夜尿清长。

十六、缺铁性贫血

缺铁性贫血是指因体内可用来制造血红蛋白的铁缺乏，影响血红蛋白合成所引起的红细胞生成障碍所致的一种小细胞低色素性营养不良性贫血。特点是骨髓、肝、脾及其他组织中缺乏可染色铁，血清铁蛋白浓度降低，血清铁浓度和血清转铁蛋白饱和度亦均降低。本病是世界各地包括我国贫血中最常见的一种。本病发病率甚高，几乎遍及全球，无论城市或乡村，儿童、成年人或老年人均可发生。在钩虫病流行地区，发病率特别高。据世界卫生组织调查报告，全世界约有10%～30%的人群有不同程度的缺铁。男性发病率约10%，女性大于20%。亚洲发病率高于欧洲。本病在育龄妇女（特别是孕妇）和婴幼儿中发病数很高。临床症状：本病发病缓慢，一般有疲乏，烦躁，心悸，气短，头晕，头疼。儿童表现生长发育迟缓，注意力不集中。部分病人有厌食、胃灼热、胀气、恶心及便秘等胃肠道症状。少数严重病人可出现吞咽困难、口角炎和舌炎。除贫血外貌外，有皮肤干燥皱缩，毛发干枯易脱落。指甲薄平，不光滑，易碎裂，甚至呈匙状甲（见于长期严重病人）。少数病人有异食癖，喜欢吃生米、泥土、石子等。实验室检查：贫血者红细胞和血红蛋白降低。本病的形成是由于铁的需要量高而摄入不足，铁的吸收不良以及慢性失铁。对缺铁性贫血，应坚持“预防为主”的方针。预防主要是在孕妇及婴儿的食品中加入药物性铁，对婴儿坚持母乳喂养，因母乳中铁的吸收利用率较高。及时添加含铁丰富的辅食（如蛋黄、鱼泥、肝泥、肉末、动物血等）。及时添加绿色蔬菜、水果等富含维生素C的食物，促进铁的吸收。做好寄生虫病的预防工作。药物治疗可以给予铁剂口服或注射，对于病情重者，可予以输血治疗。

本病属于中医“虚劳”“萎黄”“黄胖”“黄肿”等范畴，临床上可分为脾胃虚弱、心脾两虚、肝肾阴虚、脾肾阳虚四个证型。（1）脾胃虚弱症状：面黄无华或苍白，食欲不振，体倦乏力，或大便溏薄，形体消瘦，舌质淡、舌苔薄白，脉细弱。治则：健运脾胃，益气养血。（2）心脾两虚症状：面色萎黄或苍白，头发稀黄易脱，头晕心悸，气短音低，夜寐不宁，体倦乏力，纳少，唇口色淡，指甲淡白，或有头面及下肢浮肿。舌质淡红、舌苔薄白，脉细软。治则：补脾养心，益气生血。（3）肝肾阴虚症状：头晕目眩，两目干涩，耳鸣盗汗，颧红潮热，面色苍白，腰膝酸软，毛发焦枯，指甲易脆，发育迟缓，舌质红、少苔或无苔，脉细数。治则：滋养肝肾，补益精血。（4）脾肾阳虚症状：面色白，唇口黏膜苍白，纳呆食少，肢倦乏力，或大便溏薄，精神委顿，发育迟缓，囟门迟闭，方颅发稀，畏寒肢冷。舌质淡、苔白，脉沉细。治则：温补脾肾，益气养血。

方一　养血饮

【来源】陈友宝. 治疗缺铁性贫血验方［J］. 新中医，1982（11）：17.

【组成】土大黄30克，丹参15克，鸡内金10克。

【用法】取上药加水600毫升同煎，武火煎沸后，改用文火续煎30分钟，药汁一次服完。每剂煎服2次，每日1剂。

【功效】补气生血。

【主治】缺铁性贫血属气血两虚型，面黄肌瘦，饮食减少，食欲不振，心悸失眠，头昏目眩，神疲乏力，舌质淡、苔薄白，脉细弱。

方二　鸡血藤

【来源】汪受传. 中医儿科学：第2版［M］. 北京：人民卫生出版社，2011.

【组成】鸡血藤30～60克。

【用法】每日1次，水煎服。

【功效】补血，活血。

【主治】适用于缺铁性贫血各型。

十七、类风湿性关节炎

类风湿性关节炎又称RA，是一种病因尚未明了的慢性全身性炎症性疾病，以慢性、对称性、多滑膜关节炎和关节外病变为主要临床表现，属于自身免疫炎性疾病。该病典型临床表现为好发于手、腕、足等小关节，反复发作，呈对称分布。

类风湿性关节炎属于中医的“痹证”“历节风”“鹤膝风”等范畴。临床可分为风寒湿痹、风湿热痹、痰瘀痹阻、肾阳虚亏四型。（1）风寒湿痹型：关节冷痛，疼痛较剧，肿胀难消。舌淡、苔白，脉弦紧。治宜祛风散寒，除湿通络。（2）风湿热痹型：关节红肿疼痛，甚则痛不可伸，得冷稍舒，或兼身热恶风。舌红、苔黄，脉弦滑数。治宜祛风除湿，清热通络。（3）痰瘀痹阻型：关节肿痛日久，渐现强直畸形，屈伸不利，并伴皮下结节，肌削形瘦，神疲面枯，腰膝酸痛，头晕目花等，舌黯淡、苔薄，脉细或细涩。治宜滋养肝肾，祛邪通络。（4）肾阳虚亏型：关节肿大，僵硬冷痛，恶寒，四肢厥冷，腰酸腿软，小便清长，舌质淡、苔白，脉沉迟。治宜温补肾阳，散寒通络。

方一　龙马自来丹

【来源】卢书生. 龙马自来丹为主治疗类风湿性关节炎200例：附西药治疗66例对照观察［J］：浙江中医杂志，1994（9）：401.

【组成】地龙12克，制马钱子0.5克。

【用法】取上药加水300毫升同煎，武火煎沸后，改用文火续煎30分钟，药汁一次服完，每剂煎服2次，每日1剂。

【功效】祛风散寒，除湿通络。

【主治】适用于类风湿性关节炎属

于风寒湿痹型，关节肿痛，窜痛或痛有定处，晨僵，屈伸不利，得温或活动后症状减轻，遇寒则剧，局部畏寒怕冷。

方二 细辛汤

【来源】冯恒善. 重用细辛治疗类风湿性关节炎100例分析［J］. 河北中医，1984（1）：16.

【组成】细辛5～10克，制附子6～10克，豨莶草30～50克。

【用法】取上药加水300毫升同煎，武火煎沸后，改用文火续煎30分钟，药汁一次服完，每剂煎服2次，每日1剂。

【功效】祛风散寒，除湿通络。

【主治】适用于类风湿性关节炎属于风寒湿痹型，关节肿痛，窜痛或痛有定处，晨僵，屈伸不利，得温或活动后症状减轻，遇寒则剧，局部畏寒怕冷。

方三 三军散胶囊

【来源】周正球. 三军散胶囊治疗难治RA30例临床观察［J］. 江苏中医，1995（2）：13.

【组成】蜈蚣200克，全蝎200克，延胡索100克。

【用法】将上药烘干，共研细末，过筛后装入空心胶囊，每粒重0.25克，每次服3～5粒，日服3次，10天为1疗程。

【功效】祛风除湿，祛瘀通络。

【主治】适用于类风湿性关节炎属于痰瘀痹阻型，关节漫肿日久，疼痛反复发作，僵硬畸形，屈伸受限，痛如锥刺，固定不移，日轻夜重，或肢体重著，麻木不仁。

方四 青藤汤

【来源】湛铁民. 青藤汤治疗类风湿性关节炎［J］. 中医杂志，1980（6）：463.

【组成】青风藤30～45克，秦艽15克，寻骨风15克，何首乌30克。

【用法】取上药加水300毫升同煎，武火煎沸后，改用文火续煎30分钟，药汁一次服完，每剂煎服2次，每日1剂。

【功效】补益肝肾，强筋健骨。

【主治】适用于类风湿性关节炎属肾阳虚亏型，病久反复发作，关节肿胀畸形，灼热疼痛，屈伸不利，筋脉拘急，形体消瘦，五心烦热，骨肌萎缩，腰膝酸软，伴头晕，耳鸣，失眠，盗汗。

十八、痛风性关节炎

痛风是一种代谢性疾病，是由于遗传性或获得性病因导致嘌呤代谢障碍和血清尿酸持续升高所引起的疾病。痛风可分原发性与继发性两种。临床上本病可分为急性和慢性：急性痛风性关节炎以夜间突然发作的单关节（常见于拇趾及第一跖趾关节）红肿热痛为特点，原发性痛风男性多见，男与女发病之比为20：1；慢性痛风在发作时一般会比较规律,可能会在吃嘌呤含量高的食物之后出现病情发作，关节肿痛反复发作，但不会剧烈疼痛。痛风的发病率以年龄40岁左右为高峰，妇女多发于绝经期后。痛风性关节炎是痛风最常见症状，也往往是首发症状。典型的痛风性关节炎好发于拇指关节，起病急骤，疼痛剧烈，多发生于夜间。往往上床睡觉时还无任何不适，到半夜因脚痛而惊醒，数小时后发展到高峰，关节出现明显红肿，痛甚剧烈，关节疼痛如同撕筋裂骨，甚至不能忍受被褥的覆盖。若室内有人走动，较重的震动也觉得受不了。患者还可出现高热、头痛、心悸、疲乏、厌食等症状，白细胞计数增高，血沉加快，每100毫升血中尿酸，男性超过6毫克，女性绝经前5毫克以上，绝经后大于6毫克。急性发作一般持续3～10天，也有数周后才缓解的。病情缓解后，关节外形及运动功能也随之恢复。注意合理饮食，避免进食动物内脏、骨髓、海味、蟹等高嘌呤食物。对鱼虾、瘦肉、豆类、菠菜、可可、巧克力也要适当限制。蔬菜、水果、牛奶、鸡蛋不含嘌呤，可适当多吃。要多饮水，以利尿酸排出。要避免过度劳累、紧张、饮酒、受冷受湿及关节损伤等诱发因素。

本病属中医“痹证”“历节”

范畴。临床可分为风寒湿痹、风湿热痹、痰浊瘀滞、肾虚顽痹四个证型。（1）风寒湿痹型：症状不显著，或仅表现为病变关节肿痛，夜间加重，且有麻木冷痛感，得热痛减，遇寒痛剧，局部皮色青白或紫暗，触之不热，关节活动受限，苔白腻，脉弦紧。治宜散寒除湿，祛风通络。（2）风湿热痹型：痛风急性发作，多在夜间突发关节红肿热痛，屈伸不利，关节附近可有痛风石，可伴发热口干，便秘尿赤，舌红、苔黄腻，脉滑数。治宜清热除湿，通络止痛。（3）痰浊瘀滞型：痛风反复发作，局部关节肿胀疼痛，僵硬或畸形，病损处皮色不红，或呈紫暗色，伴头昏肿胀，腹胀便溏，肢肿，舌淡紫、苔白厚腻，脉沉滑或濡缓。治宜健脾燥湿，泄浊祛瘀。（4）肾虚顽痹型：痛风病久，顽痹不除，病损关节肿胀畸形，僵硬，屈伸不利，持续作痛，痛势不著，伴头晕，腰膝酸软，形寒怕冷，舌淡紫、苔白略腻，脉沉细涩。治宜温散寒湿，滋补肝肾。

方一 巴戟牛膝煎

【来源】验方

【组成】巴戟天12克，怀牛膝12克，调味料少许。

【用法】将巴戟天、牛膝洗净，一同放入锅内加清水3碗，煎至大半碗，加调味料即可服用。每日1次，温热服用。

【功效】补益肝肾，舒筋通络。

【主治】适用于痛风性关节炎属于肾虚顽痹型，见久痹不愈，反复发作，或呈游走性疼痛，或呈酸楚重着；甚则关节变形，活动不利，痹着不仁，腰脊酸痛，神疲乏力，气短自汗，面色无华，舌淡少苔，脉细或细弱。

方二 车前草煎剂

【来源】钟衍宝．车前草煎剂治疗痛风性关节炎2例的体会［J］．新中医，1989（4）：44.

【组成】鲜车前草30克。

【用法】取上药加水800毫升同煎，武火煎沸后，改用文火续煎30分钟，药汁一次服完。每剂煎服2次，每日1剂，连用15天，症状减轻或消失后可隔日1次。

【功效】清热除湿，通络止痛。

【主治】适用于痛风性关节炎属风湿热痹型，痛风急性发作，多在夜间突发关节红肿热痛，屈伸不利，关节附近可有痛风石，可伴发热口干，便秘尿赤。

方三　滑石煎剂

【来源】兰友明，等．滑石治疗痛风［J］．中医杂志，2000（5）：288.

【组成】滑石40克。

【用法】取滑石用布包，加水500毫升，浸泡30分钟后，武火煎沸后，改用文火续煎30分钟，药汁频服代茶饮，每日1剂。

【功效】清热除湿，通络止痛。

【主治】适用于痛风性关节炎属风湿热痹型，痛风急性发作，多在夜间突发关节红肿热痛，屈伸不利，关节附近可有痛风石，可伴发热口干，便秘尿赤。

方四　桃仁粥

【来源】时德廷，等．风湿病的中西医诊治［M］．北京：中国中医药出版社，1996：460.

【组成】桃仁15克，粳米160克。

【用法】先将桃仁捣烂如泥，加水800毫升研汁，去渣，加入粳米同煎，武火煎沸后，改用文火续煎30分钟，药汁一次服完。每剂煎服2次，每日1剂。

【功效】滋补肝肾，活血祛瘀。

【主治】适用于痛风性关节炎属肾虚顽痹型，顽痹不除，病损关节肿胀畸形，僵硬，屈伸不利，持续作痛，痛势不著，伴头晕，腰膝酸软，形寒怕冷。

方五　橘皮饮

【来源】验方

【组成】橘皮（干、鲜均可）10～15克，杏仁10克，老丝瓜络10克。

【用法】将以上原料洗净，放入锅中，加适量水，共煮15分钟，澄清后加少许白糖，即可饮用。代茶频饮，四季常服。

【功效】化痰除湿，舒筋通络。

【主治】适用于痛风性关节炎属于痰浊瘀滞证，关节肿胀，甚则关节周围漫肿，局部酸麻疼痛，或见“块瘰”硬结不红，伴有肢体困重、目眩、面浮足肿、胸脘痞闷，舌胖、苔白腻，脉缓或弦滑。

十九、脑出血

脑出血是指非外伤性脑实质内的出血，亦称脑溢血或出血性脑卒中，是发病率、死亡率、致残率均很高的疾病。脑出血系指脑实质内的血管破裂引起大块性出血而言，约80%发生于大脑半球，以底节区为主，其余20%发生于脑干和小脑。高血压和动脉硬化是脑出血的主要因素，还可由先天性脑动脉瘤、脑血管畸形、脑瘤、血液病、感染、药物、外伤及中毒等所致。当具备上述改变的患者，一旦在情绪激动、体力消耗过度等诱因下，出现血压急剧升高超过其血管壁所能承受的压力时，血管就会破裂出血，形成脑内大小不同的出血灶。其发病年龄多在50～70岁。多数有高血压史，男性稍多于女性，寒冷季节发病较多，情绪激动、各种用力等常是本病发生的诱因。起病常突然而无预感，少数患者有前驱症状，包括头昏、头痛、肢体麻木或活动不便、口齿不清等，这可能与血压增高有关。预防脑出血要严格控制血压，同时生活要规律。此外，老年人起床、睡觉、大便时，动作要缓慢些，以防血压突然升高引起意外。

本病属中医“中风”范畴，多为中脏腑类，当首先区别闭证与脱证。临床可分以下四型。（1）风火上扰清窍型：症见神志恍惚，迷蒙，半身不遂，肢体强痉拘急，口舌歪斜，大便秘结，平素多有眩晕、肢体麻木等症，舌质红绛、舌苔黄腻而干，脉弦滑或数。治宜清肝息风，开窍醒神。（2）痰湿蒙塞心神型：素体多是阳虚湿痰内蕴，病发神昏，半身不遂而肢体松懈，瘫软不温，甚则四肢逆冷，面白唇暗，痰涎壅盛，舌质暗淡、舌苔白滑，脉沉滑或沉缓。治宜涤痰降浊，温通开窍。（3）痰热瘀血内闭清窍型：症见起病骤急，神昏，昏愦，鼻鼾痰鸣，半身不遂而肢体强痉拘急，项强身热，躁扰不宁，甚则手足厥冷，频繁抽搐。偶见呕血，舌质红绛、舌苔褐黄干腻，脉弦滑数。治宜清热化痰，祛痰开窍。（4）痰热腑实、风火上扰型：症见神志迷蒙或嗜睡，半身不遂，口舌歪斜，腹胀便秘，头痛，咯痰量多，舌暗红、舌苔黄或黄腻，脉滑数或弦滑。治宜清热化痰，通腑。脱证多为元气败脱，神明散乱型，症见突然神昏，肢体瘫软，口舌歪斜，手撒肢冷，汗多，二便自遗，或呕血，舌痿、舌质紫暗，脉沉缓或沉微。治宜益气回阳救逆。

方一　安宫牛黄丸

【来源】《温病条辨》

【组成】安宫牛黄丸。

【用法】每次1丸，1日2次，温开水送服。

【功效】清热开窍，豁痰解毒。

【主治】适用于脑出血属于痰热型，高热烦躁，神昏谵语，面红目赤，大便秘结，舌红苔黄腻。

方二　局方至宝丸

【来源】《太平惠民和剂局方》

【组成】至宝丹。

【用法】每次1丸，1日2次，温开水送服。

【功效】清热开窍，化浊解毒。

【主治】适用于脑出血属于痰热内闭型，症见神昏谵语，身热烦躁，痰盛气粗，舌红、苔黄厚腻，脉滑数。

方三　苏合香丸

【来源】《太平惠民和剂局方》

【组成】苏合香丸。

【用法】每次1丸，1日2次，温开水送服。

【功效】芳香开窍，行气止痛。

【主治】适用于脑出血属于痰湿蒙塞心神型，症见突然昏倒，不省人事，舌淡苔白腻。

方四　大黄羚羊散

【来源】曹利民. 大黄羚羊散为主治疗急性出血性中风45例［J］. 浙江中医杂志，1998（8）：359.

【组成】生大黄9克，羚羊角粉0.6克。

【用法】热水200毫升口服或灌胃，随患者个体差异，调节服药次数，勿使大便溏烂，每日2次。

【功效】清热泻火，平肝息风。

【主治】适用于急性出血性中风属痰热瘀血型，半身不遂，眩晕头痛，面红目赤，心烦易怒，口苦咽干等。

二十、神经衰弱

神经衰弱是一种神经症性障碍，神经衰弱是由于某些长期存在的精神因素引起大脑活动过度紧张，从而产生脑力活动能力的减弱。主要表现为精神容易兴奋和脑力容易疲乏，心情烦恼，入睡困难。有的病人还表现为头痛、头昏、眼花、耳鸣、心悸、气短、阳痿、早泄或月经紊乱。在大多时间里患者觉得脑力和体力不足，容易疲劳，工作效率低下，常有头痛等躯体不适感和睡眠障碍，而且还可出现循环、消化、内分泌、代谢及生殖系统等功能失调的症状。患者自觉症状繁多，精神负担极重，但无器质性病变存在。因为起病时有明显的精神因素和强烈的情感体验，患者病前个性常有某种缺陷，所以此病可能是精神因素和易感素质共同作用的结果。神经衰弱的发病率女性明显高于男性。神经衰弱主要表现有：（1）容易疲劳：脑力与体力均易疲劳，常诉说整天疲惫无力，工作与学习效率减退，特别对脑力劳动，耐力甚差。（2）容易兴奋：表现为记忆联想增多，但不伴言语动作增多。（3）睡眠障碍：主要为入睡障碍，多梦易醒，白天思睡，夜晚兴奋难眠，以致有头昏脑涨、耳鸣、健忘、注意力不集中等表现。（4）情绪障碍。（5）紧张性疼痛和自主神经功能紊乱。本病多见于脑力劳动者，主要症状是脑力与体力容易疲劳，工作与学习效率减退，常伴失眠、注意力不集中、烦恼、头昏脑涨等表现。一般来说，神经衰弱病人在患病前多有持久的情绪紧张和精神压力，如学生担心考试不好，夫妻、婆媳关系紧张，个人生活环境、生活规律剧变等，都可能诱发神经衰弱。神经衰弱这个病虽不危及患者的生命，不影响寿命，但却在一定程度上影响了人们的身心健康和正常生活。本病在治疗上应以心理疗法为主，并配合适当的药物、物理治疗，但要注意不要滥用药物。此外，应重视精神预防，经常保持心情愉快，避免或减少外界不良的精神刺激。生活要有规律，尤其要避免学习和工作过于紧张，合理安排工作与休息，做到劳逸结合。在饮食方面，要保持适当的营养，有烟酒嗜好者要戒除。体育锻炼对本病亦有预防作用。

本病属中医“惊悸”“不寐”“健忘”“头昏”“胁痛”“虚损”等病症的范畴。心理治疗是治疗本病的最主要的、最基本的方法之一。此病心理治疗的突出特点是调动病人防治疾病的主观能动性，在医生的指导下，和其他治疗进行配合。中医辨证上首先要抓住主症，结合兼症，审证求因，其次要分清病症的虚实。临床常见的证型有肝气郁结型、心脾两虚型、心肾不交型、心虚胆怯型、脾肾阳虚型、肝肾阴虚型六型。（1）肝气郁结型：精神忧郁，情绪不稳，缺乏耐心，心烦意乱，坐立不安，常因小事与人争吵，辗转反侧而难以入睡，每因工作或紧张而头痛、失眠加重，自以为全身到处是病，或无端怀疑得了绝症，悲观失望，忧心忡忡，兼时常叹息，胸胁不适或胀满，容易疲倦，舌苔薄白，脉弦，或虚弦。治宜疏肝理气，镇静安神。（2）心脾两虚型：多梦易醒，心悸怔忡，健忘，自觉思维迟钝，工作或学习效率下降，有疑病倾向，四肢倦怠，饮食无味，纳呆少食，食后腹胀，头晕隐痛，大便溏薄，舌质淡，苔薄白，或边有齿痕，脉象细弱，或缓弱。治宜健脾益气，养心安神为主，佐以理气解郁。（3）心肾不交型：精神容易兴奋，回忆及联想增多，注意力难以集中，心烦焦虑，容易冲动，寐少口干，头脑空痛，善恐健忘，腰膝酸软，男子或有阳痿遗精，女子或有月经不调，舌红少苔，脉象虚数或细数。治宜补肾育阴，清心安神。（4）心虚胆怯型：以多疑善惊，坐卧不安为主症，其多疑表现为过分注意身体的各种变化，自以为患了某种重病而四处求医，对声音、光线等刺激特别敏感，遇事易惊，梦中惊悸，紧张则自汗出，舌淡苔白、或滑腻，脉象弦细。治宜养心安神，益气镇惊为主，佐以化痰。（5）脾肾阳虚型：在心虚胆怯见症的基础上，兼见嗜卧少动，惊恐多疑，食少腹胀，大便溏泄，腰膝酸软，动则头晕头痛，阳痿遗精，舌淡胖，苔白或滑，脉象沉细。治宜温养脾肾，安神定志。（6）肝肾阴虚型：精神疲惫，心烦不寐，噩梦纷扰，五心烦热，眩晕心悸，健忘耳鸣，消瘦无力，遗精腰酸，咽干少津，舌红少苔，脉象弦细或细数。治宜滋补肝肾为主，佐以清肝安神。

方一 沙参玉竹方

【来源】验方

【组成】沙参、玉竹各15克，粳米60克。

【用法】将沙参、玉竹用布包好煎汤，去渣，入粳米煮粥食，每天1次，连服数天。

【功效】滋阴清热，宁心安神。

【主治】适用于阴虚火旺所致的神经衰弱。症见精神疲惫，心烦不寐，噩梦纷扰，五心烦热，眩晕心悸，健忘耳鸣，消瘦无力，遗精腰酸，咽干少津，舌红少苔，脉象弦细或细数。

方二 百合

【来源】验方

【组成】百合30～60克。

【用法】用冷水浸泡1小时后，先用文火煎煮，煮沸5分钟后，取下药罐，放凉后吃百合饮药汤，每日1剂。1周为1个疗程，一般1～2个疗程即可痊愈。

【功效】养阴，清火，安神。

【主治】适用于肝肾阴虚型神经衰弱，精神疲惫，心烦不寐，噩梦纷扰，五心烦热，眩晕心悸，健忘耳鸣，消瘦无力，遗精腰酸，咽干少津，舌红少苔，脉象弦细或细数。

方三 枸杞大枣汤

【来源】验方

【组成】枸杞30克，大枣10枚，鸡蛋2个。

【用法】放砂锅内加水适量同煮，蛋熟后去壳再共煎片刻，吃蛋喝汤，每天1次，连服数天。

【功效】滋肾养肝。

【主治】适用于肝肾阴虚所致神经衰弱，精神疲惫，心烦不寐，噩梦纷扰，五心烦热，眩晕心悸，健忘耳鸣，消瘦无力，遗精腰酸，咽干少津，舌红少苔，脉象弦细或细数。

方四　红枣小麦蜜饮

【来源】验方

【组成】浮小麦30克，红枣10枚，甘草9克，蜂蜜适量。

【用法】将上述诸药一同放入砂锅中，加适量水煎，煮沸后继用文火煮10分钟，滤过煎汁，加入蜂蜜即可饮用。

【功效】安神养心。

【主治】适用于神经衰弱属于心脾两虚，多梦易醒，心悸怔忡，健忘，自觉思维迟钝，工作或学习效率下降，有疑病倾向，四肢倦怠，饮食无味，纳呆少食，食后腹胀，头晕隐痛，大便溏薄，舌质淡、苔薄白，或边有齿痕，脉象细弱，或缓弱。

方五　莲子百合汤

【来源】验方

【组成】莲子50克，百合50克，冰糖、水各适量。

【用法】将莲子、百合分别洗净，装入砂锅内，加水，煮开后改用文火煎30分钟，加入冰糖，调匀即可。食莲子、百合，饮汤。

【功效】清心安神，养心补脾，益肾涩精。

【主治】适用于神经衰弱属于心肾不交，心火较盛者，症见精神容易兴奋，回忆及联想增多，注意力难以集中，心烦焦虑，容易冲动，寐少口干，头脑空痛，善恐健忘，腰膝酸软，男子或有阳痿遗精，女子或有月经不调，舌红少苔脉象虚数或细数。

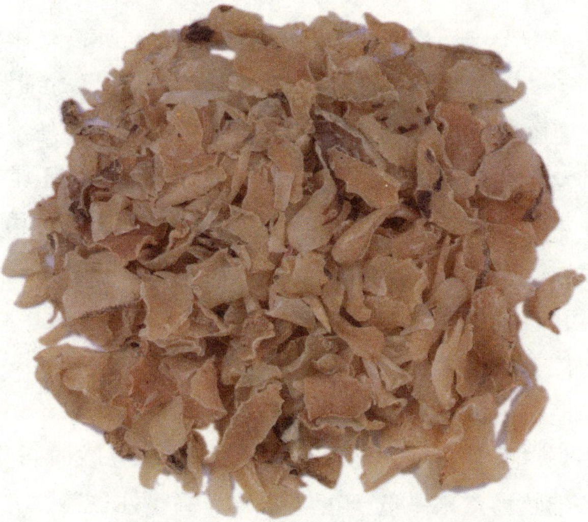

二十一、糖尿病

糖尿病是一组由遗传和环境因素相互作用而引起的临床综合征。因胰岛素分泌绝对或相对不足以及靶组织细胞对胰岛素敏感性降低，引起糖、蛋白、脂肪、水和电解质等一系列代谢紊乱。临床以高血糖为主要标志，久病可引起多个系统损害。病情严重或应激时可发生急性代谢紊乱如酮症酸中毒等。本病可分为胰岛素依赖型和非依赖型两种，前者多见于青少年，后者多见于成年人，发病率随年龄增长而升高。糖尿病主要临床类型胰岛素依赖型糖尿病可发生在任何年龄，但多发生于青少年。临床特点是起病急，多食、多尿、多饮、体重减轻等症状较明显，有发生酮症酸中毒的倾向，必须依赖胰岛素治疗维持生命。起病初期血中胰岛细胞自身抗体阳性率高。口服葡萄糖胰岛释放试验可见基础胰岛素水平低于正常，葡萄糖刺激后胰岛素分泌曲线低平，显示胰岛素缺乏。非胰岛素依赖型糖尿病可发生在任何年龄，但多见于40岁以后中、老年。大多数病人起病缓慢，临床症状相对较轻或缺如。无酮症酸中毒倾向，但在一定诱因作用下，也可发生酮症酸中毒或高渗性昏迷。依赖胰岛素，但在饮食和口服降糖药治疗效果欠佳时，或因并发症和伴发病的存在，有时亦需要用胰岛素控制高血糖。患者胰岛细胞自身抗体阳性；空腹血浆胰岛素水平可正常、轻度降低或高于正常；胰岛素对葡萄糖刺激的反应可稍低、基本正常或高于正常，分泌高峰延迟。久病者常伴发心、脑、血管、肾、眼底、神经、皮肤病变，亦易并发化脓性感染、尿路感染、肺结核等。严重时或应激时可发生酮症酸中毒、高渗性昏迷、乳酸酸中毒而危及生命。预防本病须控制饮食，规律生活，忌吸烟饮酒，讲究个人卫生，预防各种感染，适当参加活动及锻炼，定期监测血糖。

中医称本病为“消渴”，即有三消（多饮、多食、多尿）症状。临床可分为肺胃燥热、气阴两虚、阴阳两虚、湿浊困脾四个证型。（1）肺胃燥热型：症见烦渴多饮，饮不解渴，消谷善饥，口干舌燥，尿频量多，大便秘结，舌红、苔黄，脉滑数或弦细数。治宜养阴润肺，清胃增液。（2）气阴两虚型：症见口干舌燥渴不多饮，形体消瘦，视物模糊，疲乏无力，气短懒言，舌淡红、少苔，脉细数无力。治宜益气生津，滋阴补肾。（3）阴阳俱虚型：症见尿浊如脂而量多，消瘦明显，头晕耳鸣，腰膝酸软，畏寒肢冷，阳痿，面色灰暗，舌淡红、苔白滑，脉沉细无力。治宜温阳补肾，阴阳两调。（4）湿浊困脾型：症见脘腹胀满，渴不多饮，便溏肢肿，乏力易倦，四肢沉重，舌质淡胖、边有齿印、舌苔白厚腻，脉沉细。治宜健脾益气，利湿化肿。

方一 大田螺

【来源】方药中，等. 实用中医内科学［M］. 上海：上海科学技术出版社，1986：482.

【组成】大田螺10～20只，黄酒100毫升。

【用法】田螺养于清水盆中，漂去泥沙，取出螺肉加黄酒100毫升拌和，再以清水炖熟饮汤，每日1次。

【功效】清热利湿。

【主治】适用于糖尿病属于湿浊困脾型，症见渴而多饮，多食善饥，或仅饥饿感，脘腹痞闷，舌苔黄腻，脉濡缓。

方二 胜甘降糖方

【来源】李寿. 以酸胜甘法治疗糖尿病的观察和探讨［J］. 中医杂志，1992（11）：25.

【组成】山萸肉30克，五味子30克，丹参30克，黄芪30克。

【用法】上药加水至600毫升同煎，武火煎沸后，改用文火续煎30分钟，滤出药液，再加水至400毫升，煎沸20分钟，去渣，两煎所得药液兑匀，分早、晚2次服，每日1剂。

【功效】补益肝肾，生津止渴。

【主治】糖尿病属气阴两虚型，口干舌燥，渴不多饮，形体消瘦，视物模糊，疲乏无力，气短懒言。

二十二、脂肪肝

脂肪肝是一种常见的临床现象，而非一种独立的疾病。脂肪肝又称肝内脂肪变性，它是由多种因素或疾病引起的肝细胞内脂肪过度堆积的代谢性疾病，是肝纤维化和肝硬化疾病的过渡阶段。人体正常肝组织中的脂类物质一般有三类，即甘油三酯（通常称作脂肪）、磷脂和胆固醇。其中，甘油三酯约占2%～3.5%，磷脂约占2.5%，胆固醇约占0.3%。当脂肪含量超过肝湿重的5%或组织学上单位面积中有1/3以上肝细胞脂肪变时，就被诊断为脂肪肝。其临床表现轻者无症状，重者病情凶猛。一般而言，脂肪肝属可逆性疾病，早期诊断并及时治疗常可恢复正常。在男性人群中患脂肪肝人数可超过5%，在超过标准体重50%的肥胖人群中，该病发生率可达50%左右，且多集中于30～60岁的男性，常见于饮酒、肥胖之人。轻型脂肪肝可以没有任何症状，只有通过B超或CT检查等才被发现。脂肪肝形成后，大部分表现食欲不振、恶心、呕吐、体重下降、乏力、腹胀、肝区不适或隐痛，谷丙转氨酶（ALT）升高，少数病人可出现轻度黄疸。体格检查可触及肿大的肝脏（一般在右肋下2～3厘米以内），表面光滑，边缘圆钝，质地软或中等硬度，可有轻度压痛，部分病人有叩击痛。重症病人可出现肝硬化表现。临床表现最常见为单纯肝大，肝区痛及压痛，伴反跳痛，发热，白细胞增多，以及食欲减退、恶心呕吐等消化道症状和乳房发育、蜘蛛痣、闭经等内分泌失调症状。实验室检查：肝功能ALT正常或升高，有高脂血症表现，甘油三酯升高，超声与CT、B超显示肝脏增大，实质呈致密的强反射光点，深部组织回声减弱。血浆蛋白总量改变和白、球蛋白比例倒置，血脂明显增高，肝活组织检查能确诊。针对本病的预防，应积极治疗原发疾病，注意饮食调配，戒酒和避免使用损肝药物，增加运动以便加速脂肪的代谢，注意减肥。

中医认为脂肪肝属于“积聚”与“痰瘀”范畴，临床可分为肝郁气滞、痰湿内阻、气虚血瘀三型。（1）肝郁气滞型：症见胁肋胀痛，胸脘不舒，时欲太息，恶心纳呆，腹胀乏力，舌淡、苔薄，脉弦。治当疏肝理气。（2）痰湿内阻型：症见右胁隐痛，脘腹胀满，恶心欲吐，痰涎量多，口黏纳呆，头眩倦怠，舌淡、苔白腻，脉象弦滑。治宜理气化痰，祛湿散结。（3）气虚血瘀型：症见胁下刺痛，痛处固定，触按更甚，腹部胀满，下肢浮肿，红缕血痣，舌质淡暗、边有瘀斑、舌下脉淡紫，脉细涩。治宜健脾益气，疏肝化瘀。

方一　三花减肥茶

【来源】范欣生，周建英. 妙用中药丛书·肝胆病［M］. 南京：江苏科学技术出版社，1997：92.

【组成】玫瑰花10克，金银花10克，茉莉花10克。

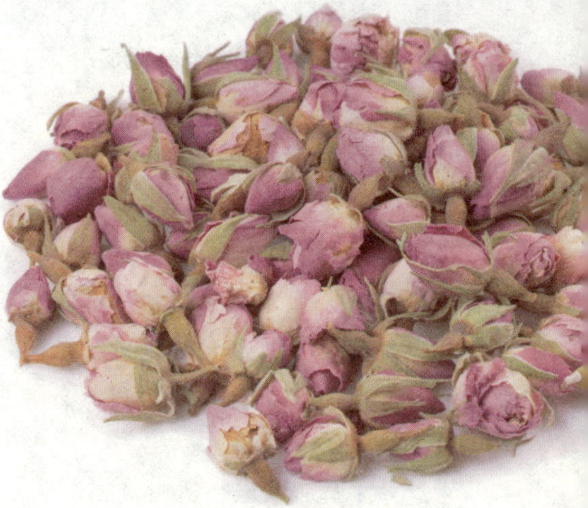

【用法】将上述三药洗净，沥干，混匀待用。取沸水200毫升，冲入放花的杯中，加盖焖泡10分钟。每日1剂，代茶饮。

【功效】疏肝理气。

【主治】适用于脂肪肝属肝郁气滞型，胁肋胀痛，胸脘不舒，时欲太息，恶心纳呆，腹胀乏力，舌淡、苔薄，脉弦者。

方二　乌龙降脂茶

【来源】验方

【组成】乌龙茶8克。

【用法】每次取4克乌龙茶，放入有盖的茶杯中，用沸水冲泡，加盖焖10分钟即可饮用。每杯茶可连续冲泡3～5次。频频饮用。

【功效】消脂减肥。

【主治】主治各种类型的脂肪肝。

方三 荷叶消脂茶

【来源】验方

【组成】鲜荷叶1张（干荷叶半张）。

【用法】将荷叶洗净，切细丝，入锅，加水适量，煎煮20分钟，过滤取汁即成。代茶，频频饮用，当日服完。

【功效】健脾利湿，消脂减肥。

【主治】主治各种类型的脂肪肝，尤其适宜夏季服用。

方四 螺旋藻橘皮茶

【来源】验方

【组成】钝顶螺旋藻5克，鲜橘皮10克。

【用法】将钝顶螺旋藻拣去杂质，晒干，备用。将鲜橘皮外皮用清水反复洗净，切成细丝，与螺旋藻同入杯中，用沸水冲泡，加盖，焖15分钟即可饮用，一般可连续冲泡3～5次。代茶，频频饮用，当日吃完。

【功效】降低血脂，健脾燥湿。

【主治】主治各种类型的脂肪肝，尤其适用于痰湿内阻型，症见右胁隐痛，脘腹胀满，恶心欲吐，痰涎量多，口黏纳呆，头眩倦怠，舌淡、苔白腻，脉象弦滑。

方五 绞股蓝银杏叶茶

【来源】验方

【组成】绞股蓝10克，银杏叶12克。

【用法】将绞股蓝、银杏叶分别洗净，晒干或烘干，共研为细末，一分为二，装入棉纸袋中，封口挂线，备用。每袋可冲泡3～5次。每日2次，每次1袋，冲泡代茶饮用。

【功效】降脂活血。

【主治】主治各种类型脂肪肝，尤其适用气虚血瘀型，症见胁下刺痛，痛处固定，触按更甚，腹部胀满，下肢浮肿，红缕血痣，舌质淡暗、边有瘀斑、舌下脉淡紫，脉细涩。

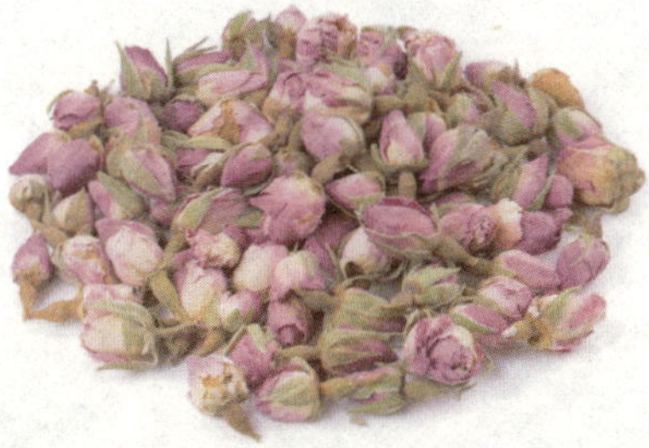

第三章

妇科常见疾病

一、闭经

闭经是妇科常见的一种症状，凡已过18周岁月经尚未来潮的称为原发性闭经；既往曾有过正常月经，现停经3个月以上的称为继发性闭经。

中医学将本病称为“女子不月”“月事不来”“血枯”“血隔”。以“血枯”和“血隔”分虚实。临床分为肝肾不足、气血虚弱、阴虚血燥、气滞血瘀、痰湿阻滞五个证型。（1）肝肾不足型：症见年逾18周岁尚未行经，或由月经后期量少逐渐闭经，体质虚弱，腰酸膝软，舌淡红、苔少，脉沉弱。治宜补肾，养肝，调经。（2）气血虚弱型：症见月经逐渐后延，量少，经色淡，稀薄，继而闭经，头晕眼花，心悸气短，毛发不泽，舌淡苔薄，脉沉缓。治宜补气，养血，调经。（3）阴虚血燥型：症见月经由少而至停闭，五心烦热，两颧潮红，盗汗，或骨蒸劳热，或咳嗽唾血，舌红少苔，脉细数。治宜养阴，清热，调经。（4）气滞血瘀型：症见月经数月不行，精神抑郁，胸胁胀满，少腹胀痛拒按，舌质紫暗，脉沉涩。治宜理气活血，祛瘀通经。（5）痰湿阻滞型：症见月经停闭，形体肥胖，胸胁满闷，呕恶痰多，神疲倦怠，或面浮肢肿，舌苔白腻，脉滑。治宜豁痰除湿，调血通经。

方一　益母草煎

【来源】王蕴蕴．益母草煎治疗闭经40例研讨［J］．中医、中西医结合妇产科情报资料，1991～1992（4）：15.

【组成】益母草40克，黄酒150毫升。

【用法】益母草加水300毫升，浸泡1小时，煎煮取200毫升，加入黄酒，调而温服。每日1剂。

【功效】温经，活血，调经。

【主治】闭经属气滞血瘀型，除闭经外，症见胸胁胀满，少腹胀痛，舌边紫暗，或有瘀点，脉沉涩。

方二　蚕沙陈醋方

【来源】经验方

【组成】蚕沙500克，陈醋200克。

【用法】将蚕沙炒热，加入陈醋，然后烤干研细末，每次服用9克药末，用糯米酒送服，日服3次。

【功效】活血调经。

【主治】适用于闭经属气滞血瘀型，除闭经外，症见胸胁胀满，少腹胀痛，舌边紫暗，或有瘀点，脉沉涩。

方三　四乌鲗骨一藘茹丸

【来源】《黄帝内经·素问》

【组成】乌贼骨4份，茜草1份。

【用法】上药研细末，为丸，大如小豆，5粒饭前服，饮以鲍鱼汁。每日3次。

【功效】补益肝肾，活血通络。

【主治】适用于闭经属于肝肾不足型，症见年逾18周岁尚未行经，或由月经后期量少逐渐闭经，体质虚弱，腰酸膝软，舌淡红、苔少，脉沉弱。

方四　当归补血汤

【来源】徐细维. 当归补血汤为主治子宫发育不良性闭经63例［J］. 实用中西医结合杂志，1991（8）：477.

【组成】黄芪30克，当归（酒洗）6克。

【用法】取上二味，加水400毫升同煎，先用武火煮沸后，改用文火续煎30分钟，药汁一次服完。每剂煎服2次，每日1剂。

【功效】益气，养血，调经。

【主治】适用于闭经属于气血虚弱型，症见月经逐渐后延，量少，经色淡，稀薄，继而闭经，头晕眼花，心悸气短，毛发不泽，舌淡苔薄，脉沉缓。

方五　三味通经方

【来源】上海中医学院曙光医院沈丽君

【组成】生山楂30～45克，鸡内金5～9克，刘寄奴12克。

【用法】水煎服。

【功效】散瘀通经。

【主治】适用于闭经属于气滞血瘀型，症见月经数月不行，精神抑郁，胸胁胀满，少腹胀痛拒按，舌质紫暗，脉沉涩。

二、痛经

痛经是指妇女在经期及其前后，出现小腹或腰部疼痛、坠胀，甚至痛及腰骶，其疼痛剧烈难以忍受。每随月经周期而发，严重者可伴恶心呕吐、冷汗淋漓、手足厥冷，甚至昏厥，给工作及生活带来影响。目前临床常将其分为原发性和继发性两种，临床上以原发性痛经为多，原发性痛经多指生殖器官无明显病变者，故又称功能性痛经，多见于青春期少女、未婚及已婚未育者。此种痛经在正常分娩后疼痛多可缓解或消失。引起原发性痛经的因素很多，诸如精神因素，经期剧烈活动，不注意风、寒、湿、冷以及内分泌紊乱等，但最主要的原因是子宫内膜产生的一种物质——前列腺素F2α过多，从而使子宫肌肉痉挛，导致了宫内局部血液供应不足而引起。继发性痛经则多因生殖器官有器质性病变所致。本病属妇科临床的常见病，据有关调查表明，痛经的发病率为33.19%。由于子宫内膜异位所致的痛经程度严重，常伴有不孕，日益受到重视，对其的诊断和研究不断深入。对于较重的不适，无论是疼痛还是仅有下腹坠胀都应该到医院就诊，以排除继发性痛经。预防本病要注意调畅情绪，避免不良刺激，以减轻症状或减少痛经的发生。

痛经，中医学亦称“痛经”，又名“月水来腹痛”“经行腹痛”“经期腹痛”“经痛”等。其病因病机为气血运行不畅，临床常分为气滞血瘀、寒湿凝滞、湿热下注、阳虚内寒、气血虚弱、肝肾不足六个证型。（1）气滞血瘀型：症见每于经前经期小腹胀痛拒按，月经量少，经行不畅，色紫暗有血块，血块排出后痛减，或伴胸胁乳房作胀，舌质暗或有瘀点，脉弦或涩。治宜理气，化瘀，止痛。（2）寒湿凝滞型：症见经前数日或经期小腹冷痛，得热痛减，按之痛甚，经量少，经色暗黑有块，舌质淡、苔白腻，脉沉紧。治宜散寒除湿，化瘀止痛。（3）湿热下注型：症见经前经期小腹疼痛拒按，有灼热感，或伴腰骶胀痛，平素少腹时痛，经色暗红，质稠有块，带下黄稠，舌质红、苔黄而腻，脉弦数或濡数。治宜清热除湿，化瘀止痛。（4）阳虚内寒型：症见经期或经后小腹冷痛，喜按，得热则舒，经量少，经色暗淡，腰腿酸软，小便清长，舌质淡、苔白润，脉沉。治宜温经，暖宫，止痛。（5）气血虚弱型：症见经后或经期小腹隐隐作痛，或小腹及阴部空坠，喜揉按，月经量少，色淡质稀，或神疲乏力，或纳少便溏，舌质淡，脉细弱。治宜益气，补血，止痛。（6）肝肾不足型：症见经后小腹绵绵作痛，腰部胀痛，经色暗淡、量少、质稀薄，或潮热，或耳鸣，舌质淡、苔薄白或薄黄，脉细弱。治宜益肾，养肝，止痛。

方一　调经草汤

【来源】经验方

【组成】肥瘦猪肉、调经草各60克，葱、姜、八角、茴香各少量，豆油、盐、糖、料酒各适量。

【用法】猪肉、调经草洗净；猪肉切2厘米见方块；调经草及八角、茴香装入纱布袋备用。炒锅内加入适量豆油，爆香葱、姜后投入猪肉块，翻炒至水气散出时，加清水1000毫升，放入盐、糖、料酒及纱布袋。汤开后改用文火煮90分钟即可。佐餐食。

【功效】补气行气，调经止痛。

【主治】可辅治气滞血瘀型痛经，症见每于经前经期小腹胀痛拒按，月经量少，经行不畅，色紫暗有血块，血块排出后痛减，或伴胸胁乳房作胀，舌质暗或有瘀点，脉弦或涩。

方二　当归生姜羊肉汤

【来源】经验方

【组成】羊肉500克，当归60克，黄芪30克，生姜5片。

【用法】羊肉切块，与当归、黄芪、生姜共炖汤。加盐及调味品，吃肉饮汤。

【功效】益气养血。

【主治】适用于气血虚弱型痛经，症见经后或经期小腹隐隐作痛，或小腹及阴部空坠，喜揉按，月经量少，色淡质稀，或神疲乏力，或纳少便溏，舌质淡，脉细弱。

三、更年期综合征

更年期是指妇女从性成熟期逐渐进入老年期的过渡时期，包括绝经前期、绝经期及绝经后期。绝经是指月经完全停止1年以上，生理性绝经的年龄在45～55岁，此时期由于卵巢功能减退、消失，常引起一系列症状。更年期妇女约1/3能通过神经内分泌的自我调节达到新的平衡而无自觉症状，2/3则可出现一系列性激素减少所致的症状，称为更年期综合征。我国城市妇女绝经年龄平均为49.5岁，绝大多数在39～58岁，农村妇女绝经年龄平均为47.5岁，绝大多数在39～54岁。一般更年期综合征持续时间共4年，在绝经前后各约有2年。主要症状有额面潮红、头面颈部阵阵发热、出汗，伴有心慌、头晕、头痛、情绪不稳、性情急躁、易于激动、失眠多梦、耳鸣、记忆力减退及注意力不集中。这些症状有的人比较明显，有的人很不明显。生殖道的症状有月经周期变为不规则，月经量减少或增多，最后月经停止，绝经后生殖道萎缩。其他表现有骨质疏松，易患冠心病、高血压、高血脂、皮肤黏膜萎缩弹性减弱、乳房萎缩及尿频。

中医无此病名，称之“经断前后诸症”或“绝经前后诸症”，其发生与特定的年龄阶段有关，中医认为“七七之年”，肾气渐衰，天癸渐竭，是妇女正常的生理变化，但由于素体差异及生活环境等的影响，不能适应这个阶段的生理过渡，而使阴阳二气不平衡，脏腑气血不相协调，出现一系列证候。本病以肾虚为主，或偏于阴虚、或偏于阳虚、或阴阳两虚，并可累及心、肝、脾。临床可分为肾阴虚、肾阳虚和肾阴阳两虚三个证型。

（1）肾阴虚型：症见头晕耳鸣，

失眠多梦，心烦易怒，烘热汗出，五心烦热，腰膝酸软，或皮肤感觉异常，口干便结，尿少色黄，舌质红、少苔，脉细数。治宜滋养肾阴，柔肝潜阳。（2）肾阳虚型：症见面色晦暗，精神萎靡，形寒肢冷，纳差腹胀，大便溏薄，或面浮肢肿，尿意频数，甚或小便失禁，舌质淡、苔薄，脉沉细无力。治宜温肾扶阳，健脾理中。（3）肾阴阳两虚型：临床表现月经紊乱，头晕耳鸣，健忘，腰背冷痛，舌淡、苔薄，脉沉弱。治宜滋阴补阳。

方一 山药女贞汤

【来源】孔国富，孔国中．妇科病妙用中药［M］．南京：江苏科学技术出版社，1999：12.

【组成】怀山药30克，女贞子15克，五味子6克。

【用法】取上药加水800毫升，浸泡1小时，先用武火煎沸后，改用文火煎煮30分钟，每剂煎服2次，每日1剂。

【功效】滋肾养阴。

【主治】更年期综合征属肾阴虚型，烘热出汗，心悸心慌，头昏耳鸣，健忘失眠。

方二 益智仁粥

【来源】经验方

【组成】益智仁5克，糯米50克，精盐少许。

【用法】先将益智仁研为细末，糯米煮粥，调入益智仁末，加细盐少许，稍煮即可。每日早晚餐温热食用。

【功效】温肾扶阳，健脾理中。

【主治】适用于妇女更年期综合征肾阳虚型，症见面色晦暗，精神萎靡，形寒肢冷，纳差腹胀，大便溏薄，或面浮肢肿，尿意频数，甚或小便失禁，舌质淡、苔薄，脉沉细无力。

方三 玄地乌鸡汤

【来源】经验方

【组成】玄参9克，生地黄15克，乌骨鸡500克。

【用法】乌骨鸡治净去内脏，将玄参、生地黄置鸡腹中缝紧，加水文火炖熟，放调味作菜肴吃。

【功效】补血滋阴，补肾平肝。

【主治】适用于更年期综合征属于肾阴虚型，症见头晕耳鸣，失眠多梦，心烦易怒，烘热汗出，五心烦热，腰膝酸软，或皮肤感觉异常，口干便结，尿少色黄，舌质红、少苔，脉细数。

四、妊娠剧吐

妊娠早期多数孕妇出现择食、食欲不振、轻度恶心呕吐、头晕、倦怠等症状，被为早孕反应。早孕反应对生活和工作影响不大，不需特殊治疗。该反应多在妊娠6～12周左右出现，妊娠3个月后症状逐渐好转、消失。孕妇应保持心情舒畅，有充分的休息和睡眠；饮食宜清淡，易消化，少量多餐；呕吐剧烈时应禁食，去医院治疗。病情好转后，可先给少量流食，以后逐渐增加食量和改进饮食。

中医学称本病为“妊娠恶阻”“阻病”“病儿”。发病的主要机理是冲脉之气上逆，胃气失于和降。临床可分为脾胃虚弱、肝胃不和、痰湿阻滞、气阴两虚四个证型。（1）脾胃虚弱型：症见孕后恶心呕吐，或食入即吐，呕吐清液或食物，体倦乏力，神疲思睡，舌质淡、苔薄白，脉细滑无力。治宜健脾和胃，降逆止呕。（2）肝胃不和型：症见孕后恶心呕吐剧烈，不能进食，呕吐酸水或苦水，心烦口干、口苦，胸胁胀痛，舌质红、苔薄黄，脉弦滑。治宜抑肝和胃，降逆止呕。（3）痰湿阻滞型：症见孕后恶心呕吐痰涎，不思饮食，口淡黏腻，腹胀便溏，舌质淡、苔白腻，脉滑。治宜化痰除湿，和胃止呕。（4）气阴两虚型：症见孕后呕吐剧烈，神疲乏力，形体消瘦，眼眶下陷，口干咽燥，尿少便干，舌质红、苔薄黄而干或花剥，脉细数无力。治宜益气养阴，和胃止呕。

方一　赭半汤

【来源】赵淑英，王红光. 赭半汤加减治疗妊娠恶阻64例临床分析［J］. 天津中医，1992（5）：4.

【组成】代赭石30克，半夏30克，蜂蜜100克。

【用法】取前二味加水400毫升，先用武火煮沸后，改用文火续煎至药汁300毫升后，加入蜂蜜煮沸20分钟，每日1剂，频服代茶。

【功效】降逆止呕。

【主治】妊娠剧吐，以上四证型均可应用。

方二 生姜鸡肉汤

【来源】民间方

【组成】生姜60克，伏龙肝60克，童子鸡1只。

【用法】将伏龙肝煎取澄清液备用，将童子鸡去毛洗净，剖去内脏，纳生姜于腹中，与伏龙肝液同置罐内炖烂，取汤徐徐服食，每周1次。

【功效】健脾和胃，降逆止呕。

【主治】适用于妊娠剧吐属于脾胃虚弱型，孕后恶心呕吐，或食入即吐，呕吐清液或食物，体倦乏力，神疲思睡，舌质淡、苔薄白，脉细滑无力。

方三 生姜粥

【来源】民间方

【组成】生姜、糯米各适量。

【用法】生姜洗净，捣烂取汁，同糯米共炒，至糯米爆裂后，取出研为细末，装罐内备用。每次10～20克，温开水冲服，每日2～3次。

【功效】健脾和胃，降逆止呕。

【主治】脾胃虚弱型妊娠恶阻，症见妊娠以后，恶心呕吐不食或食入即吐，口淡或呕吐清涎，神疲思睡，舌淡、苔白润，脉缓滑无力。

方四 生姜乌梅方

【来源】民间方

【组成】生姜、乌梅各10克，红糖适量。

【用法】每日1剂，水煎分服。

【功效】抑肝和胃，降逆止呕。

【主治】肝胃不和之妊娠呕吐，症见妊娠初期，呕吐酸水或苦水，胸满胁痛，嗳气叹息，头胀而晕，烦渴口苦，舌淡红、苔微黄，脉弦滑。

方五 甘蔗生姜汁

【来源】民间方

【组成】甘蔗汁100克，生姜汁10克。

【用法】将甘蔗汁、生姜汁混合，隔水烫温。每次服30克，每日3次。

【功效】清热和胃，润燥生津，降逆止呕。

【主治】适用于妊娠剧吐属于脾胃虚弱型，孕后恶心呕吐，或食入即吐，呕吐清液或食物，体倦乏力，神疲思睡，舌质淡、苔薄白，脉细滑无力。

五、习惯性流产

习惯性流产是指三次或三次以上的自然流产称为习惯性流产。发病率为总妊娠人数的1%，但近年来有上升趋势。患习惯性流产的妇女在前次流产后，下次妊娠前，应与丈夫一起到医院进行详细检查，明确病因，然后针对病因进行治疗。怀孕后要注意劳逸结合，不能过于劳累，忌烟、酒，并避免房事。

习惯性流产相当于中医的“滑胎”，即“屡孕屡堕”或“数堕胎”。临床可分为脾肾两虚、气血两虚、阴虚血热三型。（1）脾肾两虚型：症见屡孕屡堕连续发生3次以上，或滑胎后又难于受孕，月经初潮来迟，月经后期，量少色淡，甚或闭经，头晕耳鸣，腰膝酸软，神疲乏力，纳少便溏，或眼眶暗黑，舌质淡、苔薄，脉沉弱。治宜补肾，固冲，安胎。（2）气血两虚型：症见屡孕屡堕连续发生3次以上，月经后期量少色淡，甚或闭经，面色白或萎黄，头晕心悸，神疲乏力，舌质淡、苔薄，脉细弱。治宜益气养血，固冲安胎。（3）阴虚血热型：症见屡孕屡堕连续发生三次以上，月经量少，色红质稠，或崩中漏下，两颧潮红，手足心热，烦躁不安，口干咽燥，形体消瘦，舌质红、苔少，脉细数。治宜滋阴清热，固冲安胎。

方一　补肾固胎散

【来源】刘奉五主任医师验方

【组成】寄生45克，川续断45克，阿胶45克，菟丝子45克，椿根皮15克。

【用法】共研细末。每服9克，每月逢1、2、3日，11、12、13日，21、22、23日各服1次。

【功效】补肾安胎。

【主治】习惯性流产属肾虚者。

方二　猪肾方

【来源】验方

【组成】猪肾一对。

【用法】洗净切碎，加佐料与糯米煮粥。

【功效】补肾安胎。

【主治】适用于肾虚体弱，孕前调养。

方三　苎麻莲子粥

【来源】朱国庆．以苎麻根为主治疗习惯性流产19例［J］．广西中医药，1991（6）：49.

【组成】苎麻根25克，莲子（去心）15克，糯米25克。

【用法】将上三味洗净，加水煎煮至莲子熟透为度，去掉苎麻根，加入适量食糖，再炖5分钟，候温顿服。孕后第2个月开始服，至孕第3个月，每日1剂。以后每周1剂。如有腰酸、腹痛、阴道流血者，每天服1剂。

【功效】清热安胎。

【主治】适用于习惯性流产属于血热型，症见屡孕屡堕连续发生3次以上，月经量少，色红质稠，或崩中漏下，两颧潮红，手足心热，烦躁不安，口干咽燥，形体消瘦，舌质红、苔少，脉细数。

方四　阿胶鸡蛋汤

【来源】民间方

【原料】阿胶10克，鸡蛋1个，食盐适量。

【用法】阿胶用水1碗烊化，鸡蛋调匀后加入阿胶水中煮成蛋花即成。每日1～2次，食盐调味服。

【功效】补血，滋阴，安胎。

【主治】适用于阴虚血热所致的胎动不安、烦躁等。

方五　黄酒蛋黄羹

【来源】《普济方》

【原料】鸡蛋黄5个，黄酒50克，食盐少许。

【用法】将鸡蛋黄、黄酒加水适量调匀，可酌加食盐少许，以锅蒸炖1小时即可。一顿或分顿食用。

【功效】温补肝肾，安胎。

【主治】适用于先兆流产。

六、盆腔炎

盆腔炎是指女性内生殖器及其周围结缔组织、盆腔腹膜发生的炎症，包括子宫炎、输卵管炎、卵巢炎、盆腔结缔组织炎及盆腔腹膜炎。炎症可局限于一个部位，也可同时累及几个部位。可分为急性炎症和慢性炎症两种。急性盆腔炎主要是由于分娩、产褥、流产、宫腔手术时消毒不严，或在月经期机体抵抗力低下时，病原体（包括链球菌、葡萄球菌、大肠杆菌、厌氧菌等）侵入内生殖器官引起的。典型症状有：高热或伴寒战，下腹剧痛有坠胀感，伴尿频便秘，白带增多呈脓性，有臭味。急性盆腔炎治疗不及时、不彻底或患者体质较差时，炎症可迁延为慢性。慢性盆腔炎症，表现为时有低热，腰骶下腹坠痛不适，劳动后、月经前后、性交后疼痛加剧，时伴尿频、白带增多、经期延长、月经过多、痛经等，常伴不孕。预防本病应注意个人卫生，增强体质，减少不必要的宫腔手术。

本病可归于中医“腹痛”“痛经”“带下”“月经不调”“癥瘕”“不孕症”的范畴。本病急性期以湿热邪毒、气滞血瘀为主，慢性期多寒瘀交阻、正虚邪实。且病程迁延，易反复发作，久治不愈，急性盆腔炎常分为湿热瘀毒和瘀毒内结二型，慢性盆腔炎分脾虚湿盛、肝郁湿蕴和痰瘀互结三型。（1）湿热瘀毒型：症见小腹或少腹胀痛拒按，带下量多，色黄白相兼，或如脓液而臭，阴户灼热痒痛，或发热、口渴、心烦、食欲不振，恶心呕吐，舌质红、苔黄腻，脉滑数。治宜清热解毒，利湿，排脓，化瘀。（2）瘀毒内结型：症见低热起伏，下腹胀痛拒按，腰酸纳差，便结或溏而不爽，肛门坠胀，带下量多、黄稠气臭，小便短少黄赤，舌质红、苔黄，脉洪数。治宜清热解毒，活血祛瘀。（3）脾虚湿盛型：症状病延日久，面色无华，带下色白，量多清稀无臭，腹痛绵绵，神疲乏力，食少便溏，舌质淡、苔薄白，脉濡缓。治宜健脾益气，除湿止带。（4）肝郁湿蕴型：症见单侧或双侧少腹胀痛，附件可触及增厚或包块，带下量多，色白或黄，腥臭，月经延期，经前乳胀，经期少腹疼痛，舌苔薄腻，脉弦。治宜疏肝理气，活血利湿。（5）痰瘀互结型：症见月经后期，量少或闭经，经行腹痛，带下量多质稠，不孕，附件包块明显，舌质暗、苔薄腻，脉涩。治宜活血通络，化痰消癥。

方一　盆腔炎方

【来源】验方

【组成】红藤15克，败酱草15克，赤芍10克，当归10克，莪术10克，茯苓10克。

【用法】取上药加水1000毫升，先用武火煮沸，改用文火续煎30分钟，取药汁。每剂煎服2次，每日1剂。

【功效】清热解毒，利湿化痰。

【主治】盆腔炎属湿热瘀毒者，症见小腹或少腹胀痛，拒按，带下量多、色黄如脓。

方二　活血化瘀片

【来源】验方

【组成】红藤30克，牡丹皮20克，延胡索20克，赤芍20克。

【用法】取上药制成片剂，每次3～4片，每日3次，2周为1个疗程。亦可改用为汤剂，上药加水1000毫升，先用武火煮沸后，改文火续煎30分钟，取药汁。每剂煎服2次，每日1剂。2周为1个疗程。

【功效】活血利湿，化瘀消癥。

【主治】急性盆腔炎属瘀毒内结者，症见下腹胀痛拒按，腰酸纳差，肛门坠胀，带下量多、黄稠气臭。

方三　桂枝慈菇汤

【来源】验方

【组成】桂枝10克，山慈菇10克，莪术10克，延胡索10克，香附10克，鹿角片6克。

【用法】取上药加水800毫升，先用武火煮沸后，改用文火续煎30分钟取药汁，每剂煎服2次，每日1剂。

【功效】温经散寒，活血祛瘀。

【主治】急性盆腔炎属瘀毒内结

者，症见少腹冷痛，得温则减，肛门坠胀，带下量多，月经量少，苔薄白或白腻，脉沉迟。妇检在子宫一侧可扪及增粗的条索状物、压痛，或扪及囊性包块。

方四　白头翁汤

【来源】验方

【组成】白头翁30克，黄连10克，黄柏12克，秦皮15克。

【用法】取上药加水800毫升，先用武火煎沸后，改用文火续煎30分钟，取药汁。每剂煎服2次，每日1剂，10天为1个疗程。

【功效】清热解毒，利湿化瘀。

【主治】急性盆腔炎属湿热瘀毒者，症见少腹疼痛拒按，带下量多、色黄如脓、有臭气，或发热，口渴、心烦，舌质红、苔黄腻，脉滑数。

方五　红藤败酱汤

【来源】验方

【组成】红藤、败酱草、白花蛇舌草、蒲公英各30克，赤芍20克，香附10克，乳香、没药各6克。

【用法】用水浓煎成100～150毫升，睡前保留灌肠2小时，日1次。

【功效】清热解毒，利湿化瘀。

【主治】急性盆腔炎属湿热瘀毒者，症见少腹疼痛拒按，带下量多、色黄如脓、有臭气，或发热，口渴、心烦，舌质红、苔黄腻，脉滑数。

方六　妇科抗炎1号

【来源】验方

【组成】败酱草60克，红藤50克，蒲公英50克，紫花地丁5克，制乳香25克，炒延胡索20克。

【用法】取上药加水1500毫升，先用武火煮沸后，改用文火续煎30分钟，取药汁，每剂煎服2次，每日1剂，10天为1个疗程。（原为制成糖浆服用）

【功效】清热利湿，解毒化瘀。

【主治】急性盆腔炎属湿热瘀毒者，症见少腹疼痛拒按，带下色黄、质稠气臭。

七、子宫肌瘤

子宫肌瘤又称子宫平滑肌瘤，是女性生殖器官中最常见的一种良性肿瘤，多见于30~50岁的妇女。其确切病因不清，可能与长期雌激素刺激有关。根据肌瘤的生长部位，可将其分为黏膜下肌瘤、肌壁间肌瘤及浆膜下肌瘤。其生长部位多在子宫体，很少见于子宫颈；肌瘤质地较硬，但可因变性而变软。典型症状为月经过多或继发性贫血，但很多患者无自觉症状，而在普查中发现。子宫肌瘤生长速度缓慢，绝经后停止生长，逐渐萎缩。

中医学中无“子宫肌瘤”的病名，但根据其临床表现可归属在“癥瘕”“血证”范畴。其形成多与正气虚弱，血气失调有关，常见有气滞、血瘀、痰湿三个证型。（1）气滞型：症见结块不坚，推之可移，部位不定，痛无定处，或月经后期量少，经行腹痛，或带下偏多，伴小腹胀满，胸闷嗳气，精神抑郁，苔薄白，脉沉弦。治宜行气导瘕，活血消癥。（2）血瘀型：症见胞中积块坚硬，固定不移，疼痛拒按，月经量多或经期错后，色紫黑有血块。面色晦暗，肌肤乏润，口干不欲饮水，舌边瘀点，脉沉涩。治宜活血散结，破瘀消癥。（3）痰湿型：症见下腹部包块按之柔软，时或作痛，带下量多，色白质黏腻，伴形寒，胸脘痞闷，小便不多，舌质暗紫、苔白腻，脉沉或沉滑。治宜理气化痰，破瘀，消癥。

方一　桂枝茯苓丸

【来源】《伤寒论》

【组成】桂枝、茯苓、牡丹皮、赤芍、桃仁各等量。

【用法】取上药研细末，炼蜜为丸，如梧桐子大小，每次5克，每日

2次。亦可煎作汤剂，常规煎法。

【功效】活血散结，破瘀消癥。

【主治】子宫肌瘤属血瘀者，症见积块坚硬，固定不移，舌质紫有瘀点，脉沉涩。

方二 小化坚汤

【来源】验方

【组成】夏枯草15克，皂角刺15克，炒香附10克，蒲黄6克，昆布10克，海藻10克，艾叶炭10克，红花6克。

【用法】每剂煎服2次，每日1剂，分2～3次服完。

【功效】活血软坚，化痰消癥。

【主治】子宫肌瘤属痰湿者，症见肌瘤不消，固定不移，舌苔白腻。

方三 水蛭蒲黄散

【来源】验方

【组成】水蛭、丹参、蒲黄、赤芍、红花、姜黄各等量。

【用法】取上药研细末混匀，每取15克，以温开水空腹时冲服，早晚1次，1个月为1疗程，服药1～3个疗程。

【功效】活血化瘀，消癥散结。

【主治】子宫肌瘤属血瘀型，症见肌瘤质硬，固定不移。

方四 参术茯苓汤

【来源】验方

【组成】党参15克，白术15克，茯苓20克，三棱25克，莪术15克，赤芍15克，桂枝15克，牛膝15克。

【用法】水煎服，日1剂，分2～3次服完。

【功效】健脾益气，行气软坚，活血化瘀。

【主治】子宫肌瘤属气虚血瘀者，症见月经过多，经期延长或周期缩短，腰腹痛，子宫增大质硬、呈结节状、表面凹凸不平，或下腹部触及包块，舌质紫暗或有瘀点、瘀斑，舌下脉青紫，脉沉细者。

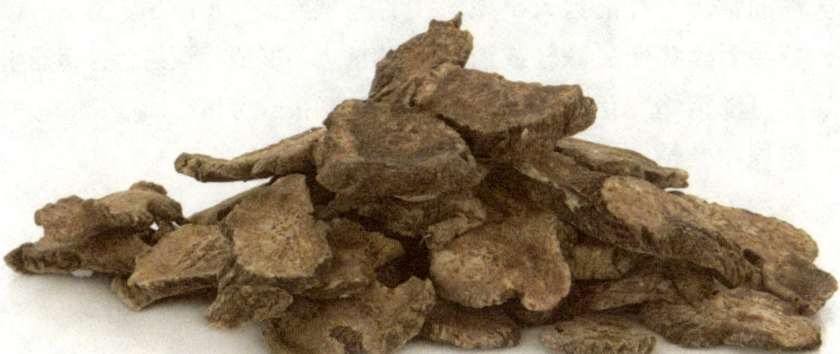

八、乳腺增生症

本病为非炎症，亦不是肿瘤的小叶增生、囊性变为主要病理改变的常见乳房疾病。多发于30～40岁的妇女。好发于高龄未婚、未育、未哺乳、精神抑郁、月经不调、流产次数多的妇女。属于中医“乳癖”范围。

本病的特点：（1）乳房疼痛，常为胀痛或刺痛，可累及一侧或两侧乳房，以一侧偏重多见，疼痛严重者不可触碰，甚至影响日常生活及工作。疼痛以乳房肿块为主，亦可向患侧腋窝、胸肋或肩背部放射；有些则表现为乳头疼痛或痒。乳房疼痛常于月经前数天出现或加重，行经后疼痛明显减轻或消失；疼痛亦可随情绪变化而波动。这种与月经周期及情绪变化有关的疼痛是乳腺增生病临床表现的主要特点。（2）乳房肿块可发于单侧或双侧乳房内，单个或多个，好发于乳房外上象限，亦可见于其他象限。肿块形状有片块状、结节状、条索状、颗粒状等，其中以片块状为多见。肿块边界不明显，质地中等或稍硬，活动好，与周围组织无粘连，常有触痛。肿块大小不一，小者如粟粒般大，大者可逾3～4厘米。乳房肿块也有随月经周期而变化的特点，月经前肿块增大变硬，月经来潮后肿块缩小变软。（3）乳头溢液：少数患者可出现乳头溢液，为自发溢液，草黄色或棕色浆液性溢液。（4）月经失调：本病患者可兼见月经前后不定期，量少或色淡，可伴有痛经。（5）情志改变：患者常感情志不畅或心烦易怒，每遇生气、精神紧张或劳累后加重。

方一 乳癖消

【来源】俞昌德，俞兰英，黄宗勖．乳癖消外治乳腺小叶增生154例

[J]. 福建中医学院学报，1999，9（1）：2.

【组成】柴胡30克，赤芍30克，白芍30克，香附30克，川楝子30克，橘核30克，延胡索30克，瓜蒌30克，全蝎30克。

【用法】将上药研末备用。于锅中炒热至冒烟时，倒入酒、醋各等分量，文火搅炒均匀成糊状，装于缝好双层20厘米×15厘米纱布袋内，根据肿块大小展开，热敷于肿块上，以夜间为好，白天用时贴敷肿块上，并用胸罩固定持续8小时左右。取下药末再次如上法炒热外敷，1包药可连用3天，连续敷至下次月经来时去除。待月经干净后1周，再开始下一周期敷贴。

【功效】活血祛瘀，化痰散结。

【主治】气滞血瘀痰凝型。

方二　散结止痛膏

【来源】彭怀仁，王旭东，吴承艳，等. 中医方剂大辞典：第2版[M]. 北京：人民卫生出版社，2016.

【组成】重楼269克，白花蛇舌草67克，夏枯草67克，生川乌168克，生天南星101克，冰片50克。

【用法】以上六味，冰片研细；其余重楼等五味加水煎煮2次，第1次4小时，第2次2小时，煎煮液浓缩成浸膏，加入冰片粉，混匀，制成1000克，加医用丙烯酸酯胶黏剂乳液580克，搅拌均匀，进行涂膏、干燥、盖衬、切片即得。外用贴于患处。

【功效】破瘀散结，活血通络，消肿止痛。

【主治】乳腺增生病血瘀阻滞较重者。

方三　蒙药八味狼毒散

【来源】何毕力格，包英姝，包玉英. 蒙药八味狼毒散外敷治疗乳腺增生症50例[J]. 中国民族医药杂志，1996，2（4）：1.

【组成】瑞香狼毒15克，酸模15克，多叶棘豆15克，黄精15克，天冬15克，菖蒲15克，姜黄100克，生草乌100克。

【用法】上药共研细末，用蛋清或陈醋将20克药末调成糊状，均匀涂于纱布上，厚0.5厘米，外敷患处，每日1次，9次为1个疗程。

【功效】行气散结，温经通络。

【主治】乳腺增生病。

方四　乳腺一贴灵

【来源】常青. 当代中药外治十科

百病千方［M］．北京：中医古籍出版社，1998.

【组成】三棱30克，莪术30克，乳香15克，没药15克，麝香1克，肉桂15克。

【用法】采用传统膏药熬制方法，配制成膏药备用。用时把硬膏加热熔化，摊于所需之膏药布，直接敷贴患处。每5天换药1次，注意肿块必须全部覆盖，效果更好。

【功效】破瘀散结，消肿止痛。

【主治】乳腺增生病。

方五 乳痛贴

【来源】常青．当代中药外治十科百病千方［M］．北京：中医古籍出版社，1998.

【组成】当归200克，白芷80克，生川乌100克，细辛100克，山慈菇160克，马钱子60克，白芥子180克，樟脑40克，黄丹适量。

【用法】上药除樟脑、黄丹外均用麻油炸枯后去渣，再加入樟脑、黄丹收膏备用。洗净患处后，在与疼痛相应大小的布料或柔韧的纸上涂药膏，约0.2～0.3厘米厚，贴敷患处。隔3日换药1次，10次为1疗程。

【功效】行气散结，活血止痛。

【主治】乳腺增生病。

方六 鲫鱼膏

【来源】常青．当代中药外治十科百病千方［M］．北京：中医古籍出版社，1998.

【组成】活鲫鱼1条（重60～90克），鲜山药60～90克（去皮），麝香粉0.15克。

【用法】将鲫鱼除去内脏及骨刺，与鲜山药共捣如泥，备用。用生棉白布（双层、稍大于肿块）1块，将上膏摊于其上，约5分硬币厚，再均匀撒麝香粉于膏药中间，贴于患部，绷带包扎，24小时换药1次。

【功效】拔毒排脓，生肌敛疮。

【主治】乳腺增生病。

方七 杜氏乳罩散

【来源】常青．当代中药外治十科百病千方［M］．北京：中医古籍出版社，1998.

【组成】全蝎、地龙、檀香、玫瑰花。

【用法】上药研成细末备用。在乳罩相应位置上，缝制数个小口袋，各小药袋正好对准肝俞、乳根、阿是穴的相应位置。将药粉纳入小口袋内，敷双侧乳房。连续佩戴1个月左右。

【功效】活血祛瘀，化痰散结。

【主治】乳腺增生病。

方八　理通散

【来源】吴震西. 乳腺增生病有何外治方法? [J]. 中医杂志，2000（4）：62.

【组成】柴胡3克，青皮3克，陈皮3克，川芎5克，赤芍5克，生白芥子5克，广郁金5克，制香附5克，砂仁3克，冰片3克。

【用法】上药共研细末，用汗衫布一层，做成10厘米×10厘米口袋，装入上药，铺平后固定在患侧乳罩内。或用聚乙烯醇20克，加蒸馏水200毫升，加热至糊状，加入甘油40克与10克吐温-80搅匀，再加入以上药末（过7号筛）搅拌均匀后涂板。板面平铺一层纱布，55℃干燥，脱膜，剪取直径为15厘米圆形药膜，制成双侧或单侧有药膜。将药袋或药膜置于乳罩夹层内，紧贴乳房并完全覆盖患处，每周换药袋1次，4周为1个疗程。

【功效】行气活血，破瘀散结。

【主治】乳腺增生病血瘀阻滞较重者。

【按】方名为编者所加。

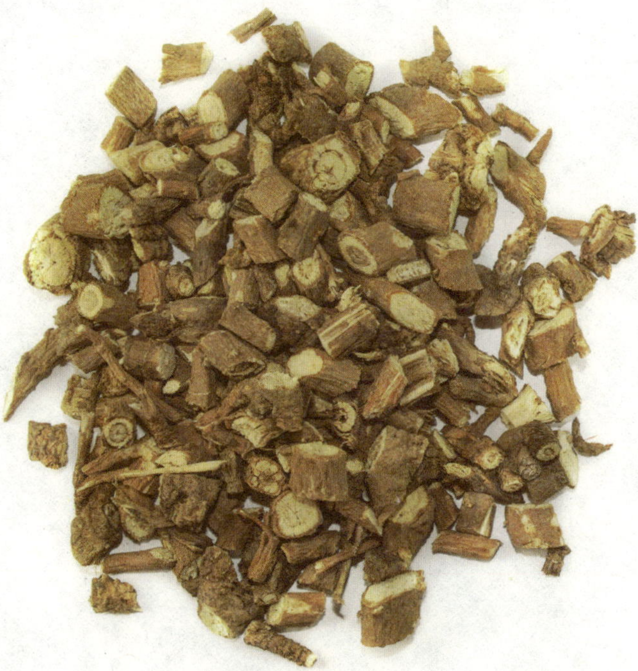

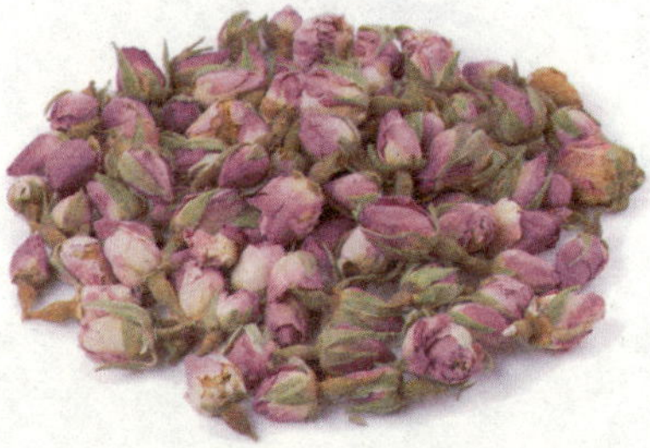

第四章

儿科常见疾病

一、急性支气管炎

急性支气管炎，又称为急性气管支气管炎，是气管、支气管黏膜的炎症。在婴幼儿期发病较多、较重，常并发或继发于上呼吸道感染之后，并为麻疹、百日咳、猩红热、伤寒及其他急性传染病的一种临床表现。病原是病毒、肺炎支原体或细菌，或为其合并感染。病毒感染中，以流感、腺病毒、3型副流感及呼吸道合胞病毒等占多数，肺炎支原体亦不少见。凡可引起上呼吸道感染的病毒都可成为支气管炎的病原体，在病毒感染的基础上，致病性细菌可引起继发感染。较常见的细菌是肺炎球菌、β溶血性链球菌A组、葡萄球菌及流感杆菌，有时为百日咳杆菌、沙门氏菌属或白喉杆菌。营养不良、佝偻病、变态反应以及慢性鼻炎、咽炎等皆可为本病的诱因。以咳嗽伴或不伴支气管分泌物增多为主要临床表现。一年四季均可发生，尤以冬春季节或气候骤变时多见。

中医称本病为“咳嗽”，临床可分为风寒咳嗽、风热咳嗽、痰热咳嗽、痰湿咳嗽、气虚咳嗽、阴虚咳嗽六个证型。（1）风寒咳嗽：症见咳嗽频作，声重不扬，痰白质稀，鼻流清涕，咽痒不红，可伴恶寒无汗，发热头痛，舌淡红、苔薄白，脉浮紧。治宜辛温散寒，宣肺止咳。（2）风热咳嗽：症见咳嗽频作，咳声高亢，痰黄黏稠，不易咯出，鼻流浊涕，口干而渴，咽红疼痛，可伴发热头痛，恶风微汗出，舌红、苔薄黄，脉浮数。治宜辛凉清热，宣肺止咳。（3）痰热咳嗽：症见咳嗽频作，痰黄质黏，咯吐不爽，甚则呛咳气逆，呼吸气粗，喉中痰嘶，或伴发热口渴，烦躁面赤，舌红、苔黄腻，脉滑数。治宜清肺化痰，利肺止咳。（4）痰湿咳嗽：症见咳嗽痰壅，喉中痰鸣，痰白清稀，胸闷纳呆，神疲困倦，舌淡红、苔白腻，脉滑。治宜燥湿化痰，宣肺运脾。（5）气虚咳嗽：症见咳嗽日久，咳声无力，痰液清稀易咯，面白唇淡，气短懒言，语声低微，喜温畏寒，体虚多汗，舌淡嫩、苔白，脉细无力。治宜补肺健脾，化痰止咳。（6）阴虚咳嗽：症见咳嗽日久，干咳无痰，或痰少而黏，不易咯出，口渴咽干，喉痒声嘶，手足心热，舌红、苔少，脉细数。治宜养阴清肺，润燥化痰。

方一 金沸草散

【来源】《类证活人书》

【组成】金沸草6克，前胡6克，荆芥6克，细辛1克，半夏3克，茯苓9克，生甘草3克。

【用法】加入生姜3片，大枣5枚，水煎取汁200毫升，分4～5次服完。每日1剂。

【功效】疏风散寒，宣肺止咳。

【主治】支气管炎属风寒咳嗽者，症见咳嗽频作，声重不扬，痰白质稀，鼻流清涕，咽痒不红，舌淡红、苔薄白，脉浮紧。

方二 止嗽散

【来源】《医学心悟》

【组成】桔梗6克，白前6克，荆芥6克，紫菀6克，百部9克，陈皮9克，生甘草3克。

【用法】水煎取汁200毫升，分4～5次服完。每日1剂。

【功效】疏风散寒，宣肺止咳。

【主治】支气管炎属风寒咳嗽者，症见咳嗽频作，声重不扬，痰白质稀，鼻流清涕，咽痒不红，无热或低热，舌淡红、苔薄白，脉浮紧。

方三 萝卜蜂蜜水

【来源】验方

【组成】大白萝卜1个，白胡椒5粒，麻黄2克，蜂蜜30克。

【用法】前3味水煎取汁100毫升，加入蜂蜜混匀，分4～5次服完。每日1剂。

【功效】疏风散寒，宣肺理气，止咳。

【主治】支气管炎属风寒咳嗽者，症见咳嗽阵作，声重不扬，痰白质稀，咽痒不红，舌淡红、苔薄白。

方四 三拗汤

【来源】《太平惠民和剂局方》

【组成】麻黄9克，杏仁10克，甘草6克。

【用法】水煎取汁200毫升，分4～5次服完。每日1剂。

【功效】宣肺散寒，止咳解表。

【主治】支气管炎属风寒咳嗽者，症见咳嗽阵作，声重有力，痰白清稀，面色黄滞，咽痒头痛，鼻塞流清涕，舌淡红、苔薄白。

方五　五物汤

【来源】《仁斋直指》

【组成】生麻黄6克，杏仁6克，荆芥穗6克，桔梗6克，生甘草3克。

【用法】加入生姜2片同煎，水煎取汁200毫升，分4～5次服完。每日1剂。

【功效】疏风散寒，宣肺止咳。

【主治】支气管炎属风寒咳嗽者，症见咳嗽喉痒，痰稀或为白沫，头身痛楚，恶寒无汗。

方六　麻杏甘石汤

【来源】《伤寒论》

【组成】生麻黄6克，杏仁6克，生甘草3克，生石膏20克。

【用法】煮取石膏加水400毫升同煎，先用武火煮沸后文火先煎10分钟，再纳入其余3味，文火续煎15分钟，药汁分3～4次服完。每日1剂。

【功效】宣肺泄热，止咳平喘。

【主治】支气管炎属风热咳嗽者，症见咳嗽不爽，咽痛口渴，鼻流浊涕，痰黏稠色黄难咯。

方七　桑薄清宣汤

【来源】验方

【组成】桑叶6克，薄荷、桔梗、陈皮、枳壳、紫菀各4克，杏仁3克，白芍、甘草各3克。

【用法】薄荷后入，水煎取汁200毫升，分4～5次服完。每日1剂。

【功效】清宣外邪，化痰止咳。

【主治】支气管炎属风热咳嗽者，症见咳嗽不爽，痰黏稠色黄难咯，口渴，鼻流浊涕，舌红、苔薄白或干，脉浮数。

方八　桑菊饮

【来源】《温病条辨》

【组成】桑叶6克，菊花6克，桔梗6克，连翘9根，杏仁6克，芦根9克，薄荷6克，生甘草3克。

【用法】薄荷后入，水煎取汁200毫升，分4～5次服完。每日1剂。

【功效】疏风清热，宣肺止咳。

【主治】支气管炎属风热咳嗽者，症见咳嗽不爽，痰黏稠色黄难咯，咽痛口渴，鼻流浊涕。

方九 辛凉疏咳方

【来源】《临症见解》

【组成】薄荷6克，牛蒡子、桑叶、前胡、桔梗、杏仁各9克，瓜蒌皮、枇杷叶各12克，甘草3克。

【用法】薄荷后入，水煎取汁200毫升，分4～5次服完。每剂煎服2次，每日1剂。

【功效】辛凉疏表，宣肺止咳。

【主治】支气管炎属风热咳嗽者，症见咳嗽不爽，痰黏稠色黄难咯，口渴，鼻流浊涕，舌红、苔薄白或干，脉浮数。

方十 金荷露

【来源】验方

【组成】金银花20克，薄荷5克，蜜糖少量。

【用法】先煎金银花，取汁约150毫升，药成前，下薄荷约煎3分钟，贮瓶内，分次与蜜糖冲匀饮用。

【功效】清热止咳。

【主治】支气管炎属风热咳嗽者。

方十一 止咳散

【来源】验方

【组成】半夏15克，葶苈子8克，川贝母8克，熟大黄6克，竹沥汁6克。

【用法】前4味药烘干研末，竹沥汁混入药中，此为1包剂量。1岁以下每服1/3包，1～3岁每服1/2包，3～5岁每服2/3包。将药面用纱布包裹，置锅中用少许水煎5～10分钟，将药包内汁挤净，加白糖少许，日服2次。

【功效】清肺化痰，利肺止咳。

【主治】支气管炎属痰热咳嗽者，症见咳嗽痰多色黄，稠黏难咯，甚则气息粗促，喉中痰鸣。

方十二 七味清肺饮

【来源】陈泽霖，宋祖憼. 名医特色经验精华［M］.上海：上海中医学院出版社，1987.

【组成】黄连3克，黄芩6克，冬瓜子15克，黛蛤散9克，鱼腥草12克。

【用法】水煎取汁200毫升，分4～5次服完。每日1剂。

【功效】清热，化痰，止咳。

【主治】支气管炎属痰热咳嗽者，症见咳嗽频作，痰多色黄，稠黏难咯，甚则气息粗促，喉中痰鸣，胸闷，舌红、苔黄厚。

二、小儿肺炎

小儿肺炎是由不同病原体或其他因素所引起的肺部炎症，临床以发热、咳嗽、气促、呼吸困难以及肺部固定湿性啰音为其共同表现。一年四季均可发生，但以冬春季节为多。婴幼儿呼吸系统生理解剖及免疫系统等方面的特点，决定了婴幼儿容易发生肺炎，并且出现比较严重的并发症。婴儿由于抵抗力弱，机体免疫力低下，病变易扩散、融合及延及两肺，多为支气管肺炎；年长儿及体质较强的幼儿，机体反应逐渐成熟，局限感染能力增强，肺炎往往出现较大病灶，以大叶性肺炎多见；伴有营养不良、佝偻病或先天性心脏病的患儿往往病情较重，易迁延不愈。本病应采取综合疗法，积极有效地控制感染，缓解症状，改善通气功能。预防本病应加强护理和体格锻炼，避免交叉感染，防止急性呼吸道感染及呼吸道传染病，积极防治佝偻病、营养不良等。

中医称本病为“肺炎喘嗽”，邪热闭肺是肺炎喘嗽的基本病机，“热、咳、痰、喘、煽”是典型症状。临床可分为风热犯肺、风寒袭肺、痰热壅肺、毒热闭肺、阴虚肺热、肺脾气虚六个证型。（1）风热犯肺型：症见发热恶风，微有汗出，咳嗽气促，咳痰不爽，咯出者痰液黄稠，面赤唇红，口渴欲饮，咽部红赤，舌红、苔薄白或微黄，脉浮数。治宜疏风解热，宣肺化痰。（2）风寒袭肺型：症见恶寒发热，无汗不渴，鼻流清涕，呛咳气急，痰稀色白，舌淡红、苔薄白，脉浮紧。治宜疏风散寒，宣肺化痰。（3）痰热壅肺型：症见壮热烦躁，喉间痰鸣，痰稠色黄，气促喘憋，鼻翼翕动，或口唇青紫，面赤口渴，咽部红赤，舌红、苔黄腻，脉滑数。治宜清热宣肺，涤痰平喘。（4）毒热闭肺型：症见高热持续，咳嗽剧烈，气急鼻煽，甚至喘憋，涕泪俱无，鼻孔干燥如烟煤，面赤唇红，烦躁口渴，溲赤便秘，舌红而干、舌苔黄腻，脉滑数。治宜清热解毒，泻肺开闭。（5）阴虚肺热型：症见病程迁延，潮热盗汗，面色潮红，干咳无痰或痰黏难咯，唇燥口干，舌红少津、苔少或光剥，脉细数。治宜养阴清热，润肺止咳。（6）肺脾气虚型：症见病程延长，低热起伏，气短多汗，咳嗽无力，纳差，便溏，面色淡白，神疲乏力，四肢欠温，舌偏淡、苔薄白，脉细无力。治宜益气健脾，调和营卫。

方一　三拗汤

【来源】《太平惠民和剂局方》

【组成】麻黄9克，杏仁10克，甘草6克。

【用法】水煎取汁200毫升，分4～5次服完。每日1剂。

【功效】宣肺散寒，止咳解表。

【主治】肺炎属风寒袭肺者，症见呛咳不爽，呼吸气急，痰稀色白，恶寒发热，无汗。

方二　防风葱白粥

【来源】验方

【组成】防风10克，葱白2茎，粳米100克。

【用法】取防风、葱白水煎取汁，去渣。先用粳米煮粥，待粥将熟时加入药汁，煮成稀粥服食。

【功效】疏风，散寒，宣肺。

【主治】佐治肺炎属风寒袭肺者。

方三　豆豉葱须饮

【来源】验方

【组成】淡豆豉15克，葱须30克，黄酒20毫升。

【用法】将豆豉加水1小碗，煎煮10分钟，再加洗净的葱须继续煎煮5分钟，最后加黄酒，出锅，趁热顿服。

【功效】疏风，散寒，宣肺。

【主治】佐治肺炎属风寒袭肺者。

方四　杏仁大米粥

【来源】验方

【组成】杏仁10克，大米30克。

【用法】将杏仁去尖，水研滤汁与大米加水共煮粥服用。

【功效】疏风，散寒，宣肺。

【主治】佐治肺炎属风寒袭肺者。

方五　麻杏甘石汤

【来源】《伤寒论》

【组成】生麻黄6克，杏仁6克，生甘草3克，生石膏20克。

【用法】煮取石膏加水400毫升同煎，先用武火煮沸后文火先煎10分钟，再纳入其余3味药，文火续煎15分钟，药汁分3～4次服完。每日1剂。

【功效】宣肺泄热，止咳平喘。

【主治】肺炎属风热犯肺者，症见发热恶风，微有汗出，气急鼻煽，咳嗽痰黄。

方六　银翘麻杏汤

【来源】庞国明，董慧，郭柄新. 实用专病专方临床大全［M］. 北京：中国中医药出版社，1994.

【组成】金银花12克，连翘9克，麻黄6克，杏仁6克，生甘草3克，生石膏18克。

【用法】水煎取汁200毫升，分4～5次服完。每日1剂。

【功效】宣肺泄热，止咳平喘。

【主治】肺炎属风热犯肺者，症见发热恶风，微有汗出，气急鼻煽，咳嗽痰黄。

方七　贝母雪梨羹

【来源】邹斌. 新编偏方秘方大全［M］. 呼和浩特：内蒙古人民出版社，2010.

【组成】雪梨2个，川贝母4克，冰糖30克，淀粉10克。

【用法】将梨洗净，削皮，去核，切成12瓣，川贝母洗净，梨块装入蒸碗内，入川贝母、冰糖，加开水50毫升，用湿棉纸封严碗口，上笼蒸2小时取出，梨块摆入盘内，原汁倒入锅中，加清水少许，用湿淀粉勾芡，淋在梨上，随意服食。

【功效】宣肺泄热，止咳平喘。

【主治】佐治肺炎属于风热犯肺者。

方八　肺炎汤

【来源】验方

【组成】麻黄6克，杏仁6克，桔梗6克，大青叶12克，重楼9克，毛冬青12克，薏苡仁15克，生甘草3克。

【用法】水煎取汁200毫升，分4～5次服完。每日1剂。

【功效】清热宣肺，化痰通络。

【主治】肺炎属痰热壅肺者，症见发热烦躁，咳嗽喘促，呼吸困难，气急鼻煽，喉间痰鸣，痰稠色黄，口唇发绀。

方九 僵黄饮

【来源】验方

【组成】僵蚕10克，车前草10克，鱼腥草10克，天竺黄5克，沉香2克。

【用法】水煎取汁200毫升，以药汁冲沉香末服下，分4～5次服完。每日1剂。

【功效】清热豁痰，止咳平喘。

【主治】肺炎属痰热壅肺者，症见壮热烦躁，喉间痰鸣，痰稠色黄，气促喘憋。

方十 五虎汤

【来源】《证治汇补》

【组成】麻黄6克，杏仁6克，生甘草3克，生石膏18克，桑白皮9克，细茶3克。

【用法】水煎取汁200毫升，分4～5次服完。每日1剂。

【功效】清热涤痰，开肺平喘。

【主治】肺炎属痰热壅肺者，症见壮热烦躁，喉间痰鸣，痰稠色黄，气促喘憋。

方十一 肺炎合剂

【来源】庞国明，董慧，郭柄新. 实用专病专方临床大全［M］. 北京：中国中医药出版社，1994.

【组成】青黛3克，苏子6克，银杏、地骨皮、天竺黄、寒水石各9克。

【用法】水煎取汁200毫升，分4～5次服完。每日1剂。

【功效】清热化痰，降逆止咳。

【主治】肺炎属痰热壅肺者，症见壮热烦躁，喉间痰鸣，痰稠色黄，气促喘憋。

方十二 蚤休汤

【来源】陈泽霖，宋祖憼. 名医特色经验精华［M］. 上海：上海中医学院出版社，1987.

【组成】重楼15克，黄芩6克，虎杖、败酱草、瓜蒌各10克，芦根15克。

【用法】水煎取汁200毫升，分4～5次服完。每日1剂。

【功效】清热解毒，化痰平喘。

【主治】肺炎属毒热闭肺者，症见高热持续，咳嗽剧烈，气急鼻煽，甚至喘憋，涕泪俱无，鼻孔干燥如烟煤，面赤唇红，烦躁口渴，溲赤便秘。

方十三 苦降辛开汤

【来源】验方

【组成】黄连1克，黄芩10克，干姜1克，半夏3克，枳壳5克，郁金5

克，莱菔子3克。

【用法】水煎取汁200毫升，分4～5次服完。每日1剂。

【功效】苦降辛开，豁痰宣闭。

【主治】肺炎属毒热闭肺者，症见高热持续，咳嗽剧烈，气急鼻煽，甚至喘憋，涕泪俱无，鼻孔干燥，面赤唇红，烦躁口渴，溲赤便秘。

三、小儿腹泻

小儿腹泻是由于不同病因引起的以腹泻为主症的综合征，临床上以大便次数、数量增多，粪质稀薄或如水样为特征。本病以3岁以下的婴幼儿最为多见，年龄愈小，发病率愈高。近30年来本病发病率及病死率已明显降低，但仍是婴幼儿时期的重要常见病和死亡原因。本病虽四季均可发生，但以夏秋季节较多，南方冬季亦可发生，且往往引起流行。治疗原则为预防和纠正脱水，继续进食，合理用药。预防应注意饮食卫生及餐具的消毒，随气候变化添减衣服，注意腹部保暖，避免长期口服广谱抗生素。

中医称本病为“泄泻”，临床可分为伤食泻、风寒泻、湿热泻、脾虚泻、脾肾阳虚泻五个证型。（1）伤食泻：症见脘腹胀满疼痛，痛则欲泻，泻后痛减，大便酸臭或如败卵，夹食物残渣，嗳气酸馊，泛恶呕吐，纳呆恶食，矢气臭秽，夜寐不宁，舌苔垢腻或见微黄，脉滑数。治宜消食化积。（2）风寒泻：症见大便次数多，泻下清稀多泡沫，色淡黄，腹部绞痛，肠鸣漉漉有声，喜按喜暖，常伴鼻塞流清涕，微恶风寒，或有发热，舌淡、舌苔薄白或腻，脉象浮紧。治宜疏散风寒。（3）湿热泻：症见起病急骤，泻势急迫，便下稀薄，或如水样，色黄而气味秽臭，或夹黏液，肛门灼红，发热烦闹，口渴喜饮，腹痛阵作，恶心呕吐，食欲减退，小便黄少，舌红、苔黄腻，脉象滑数。治宜清热利湿。（4）脾虚泻：症见病程迁延，时轻时重或时发时止，大便稀溏，色淡不臭，夹未消化之宿食，每于食后即泻，多食则脘痞、便多，食欲不振，面色萎黄，神疲倦怠，形体消瘦，舌淡、苔薄白，脉缓弱。治宜健脾益气。（5）脾肾阳虚泻：症见久泻不止，缠绵难愈，粪质清稀，澄澈清冷，下利清谷，或五更作泻，食欲不振，腹软喜暖，形寒肢冷，面白无华，精神委顿，甚则寐时露睛，舌淡、苔薄白，脉细弱。治宜补脾温肾。

方一　苹果羹

【来源】杜怀棠. 中国当代名医验方大全［M］. 石家庄：河北科学技术出版社，1990.

【组成】青苹果1个。

【用法】将苹果洗净，置瓷缸中（不加水），隔水煮至熟烂，或置笼中蒸熟。熟后去果皮，饮其自然汁。能食者，并食其果肉，量不拘。每次1个，每日早晚各1次。

【功效】开胃健脾，消食止泻。

【主治】小儿腹泻属伤食泻者，症见脘腹胀满，腹痛则欲泻，泻后痛减，粪便酸臭，或如败卵。

方二　楂曲水

【来源】验方

【组成】山楂、神曲各15克。

【用法】水煎取汁，日1剂，分2次服。

【功效】开胃健脾，消食止泻。

【主治】小儿腹泻属伤食泻者，症见脘腹胀满，腹痛则欲泻，泻后痛减，粪便酸臭，或如败卵。

方三　玉米石榴末

【来源】验方

【组成】玉米500克，石榴皮125克。

【用法】将两味共炒黄，研成细末，每服5～10克，日3次。

【功效】消食止泻。

【主治】小儿腹泻属伤食泻者，症见脘腹胀满，腹痛则欲泻，泻后痛减，粪便酸臭，或如败卵。

方四　苍术防风汤

【来源】《素问病机气宜保命集》

【组成】苍术10克，麻黄6克，防风3克，生姜5片。

【用法】取上药加水360毫升同煎，先用武火煎沸后，改用文火续煎10分钟，药汁2~3次服完。每日1剂。

【功效】祛散风寒，化湿和中。

【主治】小儿腹泻属风寒泻者，症见泄泻清稀，中多泡沫，臭气不甚，发热恶寒，头痛腹痛。

四、营养不良

营养不良又称蛋白质—能量营养不良，是一种慢性营养缺乏性疾病，主要发生于热量、蛋白质不足的婴幼儿。临床表现为渐进性消瘦，皮下脂肪组织逐渐消失，水肿，常伴有全身各器官不同程度的功能紊乱。免疫功能低下，抗感染能力也相应减弱，因而常伴有一系列的并发症，严重者可死于继发性感染及低血糖症。1987年和1992年全国抽样调查，5岁以下儿童营养不良患病率分别为21.3%和16.8%，虽有下降趋势但发病率仍较高。我国严重的营养不良已很少见，主要为轻症。治疗应迅速纠正病儿体液代谢的紊乱，保持内环境稳定，抢救心、肾重要脏器功能衰竭，调整饮食，治疗原发病。营养不良的预防比治疗更重要，具体措施有加强保健工作、营养指导、疾病防治等。

中医称本病为“疳证”，临床可分为疳气、疳积、干疳三个证型。（1）疳气：症见形体略消瘦，面色萎黄少华，毛发稀疏不泽，纳谷呆钝或能食善饥，大便干稀不调，精神欠佳，易发脾气，舌淡、苔薄白或微黄，脉细。治宜和脾健运。（2）疳积：症见形体明显消瘦，肚腹膨胀，甚则青筋暴露，腹大肢细，面色萎黄，毛发稀疏，色黄结穗，精神委顿，或易烦躁激动，睡卧不宁，或伴揉眉挖鼻，咬指磨牙，食欲不振，或多吃多便，或嗜食泥土、生米等异物，大便夹不消化食物，舌淡、苔薄腻，脉细数。治宜消积理脾。（3）干疳：症见极度消瘦，面部呈老人貌，皮肤干瘪起皱，大肉尽脱，皮包骨头，腹凹如舟，毛发干枯，唇淡口干，精神萎靡，啼哭无力，懒言少动，表情呆滞，寐中露睛，杳不思纳，大便稀溏或便秘，时有低热，舌红嫩、苔少，脉沉细弱。治宜补益气血。

方一 运脾合剂

【来源】验方

【组成】苍术10克，焦山楂10克，鸡内金6克，陈皮5克。

【用法】取上药加水500毫升同煎，先用武火煮沸后，改用文火续煎30分钟，每日1剂。

【功效】健脾助运。

【主治】营养不良属疳气者，症见面色较萎黄，形体略消瘦，毛发稀疏，纳差，大便不调。

方二 使君子散

【来源】验方

【组成】使君子12克，苦楝皮6克，红枣20克，鸡内金30克。

【用法】将上述4味混合研成细末，调拌蜂蜜冲服，每日3次，连服7日。

【功效】和脾健运。

【主治】营养不良属疳气者，症见形体较瘦，面色萎黄，头发稍稀，食欲不振，精神欠佳，易发脾气，大便或溏或秘。

方三 枳槟薄荷贴

【来源】验方

【组成】枳实12克，生栀子6克，槟榔6克，薄荷3克。

【用法】将上述4味混合研成细末，调拌鸡蛋清，外敷贴脐部、足心。

【功效】和脾健运。

【主治】佐治营养不良属疳气者，症见形体较瘦，面色萎黄，头发稍稀，食欲不振，精神欠佳，易发脾气，大便或溏或秘。

方四 异功散

【来源】钱乙. 小儿药证直诀［M］. 王霞，校. 北京：人民军医出版社，2008.

【组成】人参6克，茯苓6克，白术6克，炙甘草6克，陈皮3克。

【用法】取人参加水500毫升同煎，先用武火煮沸后，改用文火续煎30分钟，药汁待用。其余4味加水610毫升同煎，先用武火煮沸后，改用文火续煎30分钟，药汁兑入人参煎汁，4~5次服完，每日1剂。

【功效】健脾理气。

【主治】营养不良属疳气者，症见面色较萎黄，形体略消瘦，毛发稀疏，纳差，大便不调。

五、维生素D缺乏性佝偻病

维生素D缺乏性佝偻病简称佝偻病，是因维生素D不足引起的钙、磷代谢紊乱及骨样组织钙化沉着障碍而导致的骨骼病变。本病以钙、磷代谢失常和骨样组织钙化不良为特征，严重者发生骨骼畸形。本病还可影响神经、肌肉、造血等组织器官的功能，造成免疫功能低下，易发生肺炎、肠炎等疾病。主要见于3岁以下婴幼儿，北方日照时间短，发病率明显高于南方。近年来，佝偻病表现以轻症为主，重症病例已少见。本病治疗主要应用维生素D，同时增加钙剂的摄入。病情严重时减少病儿坐、立姿势，以免骨骼畸形的发生。本病预防应加强户外活动，常晒太阳，让较多的皮肤直接暴露于日光下，合理喂养，多吃富含维生素D及钙、磷的食物，每天服维生素D 400 IU。

中医称本病为“汗证”“夜惊”“五迟”“鸡胸”“龟背”，临床可分为脾肺气虚、脾虚肝旺、脾肾亏损三个证型。（1）脾肺气虚型：症见形体虚胖，神疲乏力，面色苍白，多汗，发稀易落，肌肉松软，大便不实，纳食减少，囟开而大，易反复感冒，舌淡、苔薄白，脉细软无力。治宜健脾补肺。（2）脾虚肝旺型：症见头部多汗，面色少华，发稀枕秃，胃纳不振，坐立、行走无力，夜啼不宁，易惊多惕，甚至抽搐，囟门迟闭，齿生较晚，舌淡、苔薄，脉细弦。治宜健脾平肝。（3）脾肾亏损型：症见面黄虚烦，多汗肢软，神情淡漠，智力不佳，出牙、坐立、行走迟缓，骨骼畸形，头颅方大、鸡胸龟背、肋软骨沟、下肢弯曲等，舌淡、苔少，脉细无力。治宜补肾填精。

方一 龙牡健脾散

【来源】苏忠园. 中西医结合治疗

佝偻病112例临床观察［J］. 中级医刊，1987（11）：54.

【组成】煅龙骨50克，煅牡蛎50克，苍术15克，五味子5克。

【用法】上药共研细末，每次服1.5克，加白糖适量或温开水冲服。每日3次，连服15天至3个月。

【功效】益气健脾。

【主治】佝偻病属脾肺气虚者，症见形体虚胖，神疲乏力，面色苍白，肌肉松软，纳食减少。

方二 芪术汤

【来源】陈燕苹. 益气补肾法治疗佝偻病［J］. 上海中医药杂志，2000，34（1）：39-40.

【组成】黄芪、菟丝子、白术各10克。

【用法】水煎服，上药煎成200毫升，装入瓶中备用，每次服10毫升，每日3次，全程2个月。

【功效】益气健脾。

【主治】佝偻病属脾肺气虚者，症见形体虚胖，神疲乏力，面色苍白，肌肉松软，纳食减少。

方三 中药益儿Ⅲ号

【来源】验方

【组成】生黄芪12克，党参9克，黄精10克，公丁香0.5克。

【用法】上方为1日剂量，制成糖浆，每天15毫升，分3次口服。

【功效】益气健脾。

【主治】佝偻病属脾肺气虚型者，症见面色苍白，形体虚胖，神疲乏力，肌肉松软，多汗。

方四 中药益儿Ⅱ号

【来源】验方

【组成】生黄芪9克，党参9克，丁香1.5克。

【用法】上方为1日剂量，制成糖浆，每天15毫升，分3次口服。

【功效】益气健脾。

【主治】佝偻病属脾肺气虚型者，症见多汗，活动后尤甚，夜啼，烦躁，纳食差，平素易感冒。

方五 牡蛎散

【来源】赵霞，李新民. 中医儿科学［M］. 北京：中国中医药出版社，2021.

【组成】牡蛎30克，黄芪10克，菟丝子10克，苍术10克，麦芽10克。

【用法】水煎服，每日1剂。

【功效】益气健脾，温肾补肺。

【主治】佝偻病属脾肺气虚及脾肾亏损者，症见形体虚胖，神疲乏力，多汗，易反复感冒，或智力不健，坐立、行走缓慢。

六、遗尿

遗尿症指小儿已达到膀胱能控制排尿的年龄而仍有日间或夜间的不自主排尿。一般指3岁以后经常发生或5岁以上每周至少有一次遗尿者。单纯性夜间遗尿远较日间遗尿或日夜混合型遗尿多见。本病多见于10岁以下儿童，偶可延长至12～14岁，男性多于女性，约1.5：1。根据对学龄前儿童及学龄儿童的调查，发现遗尿病的发病率在4岁半为12%，5岁以后为10%，7岁半时约7%，7岁半至18岁时为2%。对器质性疾病引起的遗尿应进行病因治疗，对功能性遗尿多采用综合治疗，即一般治疗配合药物或针灸等疗法。

中医称本病为“遗尿”，又称“遗溺”“尿床”，临床可分为肾气不足、肺脾气虚、肝经湿热三个证型。（1）肾气不足型：症见睡中遗尿，醒后方觉，发作频繁，甚至一夜数次，小便清长，面色苍白，神疲乏力，腰腿酸软，记忆力减退，甚则畏寒肢冷，舌质淡、苔薄白，脉沉无力。治宜温补肾阳，固涩小便。（2）肺脾气虚型：症见睡中遗尿，尿频量少，面色少华，少气懒言，神疲自汗，食欲不振，大便溏薄，易患感冒，舌淡、苔薄白，脉细无力。治宜补益肺脾，固涩小便。（3）肝经湿热型：症见睡中遗尿，尿黄量少，气味腥臊，性情急躁，或夜间梦语龂齿，面赤唇红，口渴欲水，甚则目赤，舌红、苔薄黄，脉弦数。治宜清肝泻热，缓急止遗。

方一 桑螵蛸散

【来源】验方

【组成】桑螵蛸、补骨脂、益智仁、覆盆子、菟丝子各10克。

【用法】水煎服，日1剂，每日2～3次，7天为1个疗程。

【功效】补肾温阳，缩尿止遗。

【主治】遗尿症属肾气不足者，症见神疲乏力，面色苍白，肢凉怕冷，腰膝酸软，小便清长，舌淡，脉沉细。

方二 蛸芪乌智散

【来源】验方

【组成】桑螵蛸15克，黄芪15克，乌药10克，益智仁10克。

【用法】取上药加水450毫升同煎，先用武火煮沸后，改用文火续煎30分钟，药汁3~4次服完。每日1剂。

【功效】补助肾阳，缩尿止遗。

【主治】遗尿症属肾气不足者，症见睡中遗尿，量多色清，精神不振，形寒畏冷。

方三 遗尿灵

【来源】验方

【组成】鹿茸1.5克，山药12克，煅龙牡各20克，鸡内金10克，石菖蒲6克。

【用法】上药共研细末，装零号胶囊备用。10岁以下者3～4粒，10岁以上者4～5粒，每日3次，晚用盐开水冲服。15天为1疗程，服药期间忌食生冷之物。

【功效】补肾健脾，开窍缩泉。

【主治】遗尿症属肾气不足兼脾气虚者，症见睡中遗尿，量多色清，熟睡不易叫醒，神倦纳少，形寒肢冷。

方四 补白散

【来源】验方

【组成】补骨脂30克，白果55克。

【用法】白果去壳后与补骨脂炒熟共为细末，每日服2次，3～9岁每次服4～5克，10～12岁服6～10克。

【功效】温肾健脾，敛肺益气。

【主治】遗尿症属肾气不足兼肺脾气虚者，症见睡中遗尿，量多次频，面色无华，神疲乏力，纳少肢冷。

方五 遗尿救治汤

【来源】李浩澎．难证奇方妙用［M］．北京：中国医药科技出版社，1993.

【组成】补骨脂10克，金樱子10克，黄芪10克，党参10克，防风10克，藁本10克，石菖蒲10克，甘草6克。

【用法】水煎，分2次温服，每日1剂。

【功效】补脾益气，固涩小便。

【主治】遗尿症属脾肺气虚者，症见睡后遗尿，少气懒言，神疲乏力，面色苍黄，食欲不振，大便溏薄，易自汗，舌质淡胖、苔薄白，脉软无力。

七、新生儿黄疸

新生儿黄疸包括新生儿时期血清中胆红素增高的一系列疾病，以巩膜和皮肤、黏膜黄染为特征，分为生理性黄疸和病理性黄疸。生理性黄疸在出生后2～3天内出现，一般在4～6天达高峰，足月儿在2周左右消退，早产儿可延至3～4周，血清胆红素不超过病理性黄疸的标准，以未结合胆红素为主。任一下列情况均应考虑为病理性黄疸：黄疸出现过早（24小时内）；重症黄疸，足月儿血清总胆红素>205μmmol/L（12mg/dL），早产儿血清总胆红素>257μmmol/L（15mg/dL），黄疸进展迅速，血清总胆红素每24小时上升超过86μmmol/L（5mg/dL）；黄疸持续过久（足月儿>2周，早产儿>4周）；黄疸退而复现或进行性加重；血清结合胆红素>34μmmol/L（2mg/dL）。生理性黄疸与病理性黄疸的划分不是绝对的，临床上应该注意黄疸出现的时间和进展程度，结合其他症状、体征综合分析。新生儿黄疸的发生与胎龄和喂养方式均有关，早产儿多于足月儿，母乳喂养儿多于人工喂养儿。延迟喂养、呕吐、寒冷、缺氧、胎粪排出较晚等均可加重生理性黄疸；新生儿溶血症、先天性胆道闭锁、新生儿败血症、婴儿肝炎综合征等可致病理性黄疸。生理性黄疸不需治疗，病理性黄疸治疗原则为降低血清胆红素，防止胆红素脑病的发生，同时治疗原发病。

中医称本病为“胎黄”，又称“胎疸”，临床可分为湿热熏蒸、寒湿内蕴、瘀积阻滞三个证型。（1）湿热熏蒸型：症见面目、周身皮肤发黄，颜色鲜明如橘皮，小便色黄，伴有精神疲倦，不欲吮乳；热重者烦躁不安，口渴唇干，呕吐腹胀，甚则神昏，抽搐，舌红、苔黄。治宜清热利湿。（2）寒湿内蕴型：症见面目、皮肤发黄，色泽晦暗，或黄疸持续不退，伴精神萎靡，四肢欠温，纳呆恶心易吐，大便色灰白质稀，甚则腹胀气急，小便深黄，舌淡、苔白腻。治宜温中化湿。（3）瘀积阻滞型：症见面目、皮肤发黄，颜色逐渐加深而晦暗无华，右胁下痞块质硬，肚腹膨胀，青筋显露，或见瘀斑、衄血，唇色暗红，大便稀溏或灰白，小便黄短，舌紫暗、苔黄。治宜化瘀消积。

方一　茵陈蒿汤

【来源】《伤寒论》

【组成】茵陈10克，山栀子10克，生大黄1克。

【用法】取前2味药加水440毫升同煎，先用武火煮沸后，改用文火续煎15分钟，纳入生大黄再煎5分钟，1剂煎2次共150毫升，分2天服，每天7次分服。

【功效】清热，利湿，退黄。

【主治】新生儿黄疸属湿热熏蒸型，症见面目皮肤发黄，颜色鲜明，状如橘色，烦躁啼哭。

方二　化疸复肝汤

【来源】李庆铎．化疸复肝汤治疗小儿黄疸型肝炎250例［J］．陕西中医，1989（1）：31.

【组成】绵茵陈12克，金钱草9克，郁金6克，粉甘草3克，红糖适量。

【用法】水煎加红糖当水饮。每日1剂，每天3～5次。

【功效】利湿，退黄。

【主治】新生儿黄疸属湿热熏蒸型，面目皮肤发黄，颜色鲜明，状如橘色，烦躁啼哭。

方三　茵陈蒿汤加味

【来源】验方

【组成】茵陈12克，栀子10克，大黄3克，甘草3克。

【用法】水煎服，日1剂。

【功效】清热利湿，利胆退黄。

【主治】新生儿黄疸属湿热熏蒸型，症见面目皮肤发黄，颜色鲜明，色如橘色，烦躁啼哭，精神疲倦，不欲吮乳，大便秘结，小便短赤，舌质红、苔黄腻。

方四　茵陈理中汤

【来源】《张氏医通》

【组成】茵陈10克，党参6克，白术6克，干姜2克，生甘草2克。

【用法】取上药加水500毫升同煎，先用武火煮沸后，改用文火续煎30分钟，药汁分5次服完。每日1剂。

【功效】健脾，温中，化湿。

【主治】新生儿黄疸属寒湿内蕴型，症见面色皮肤发黄，颜色晦暗，精神倦怠，不欲吮乳。

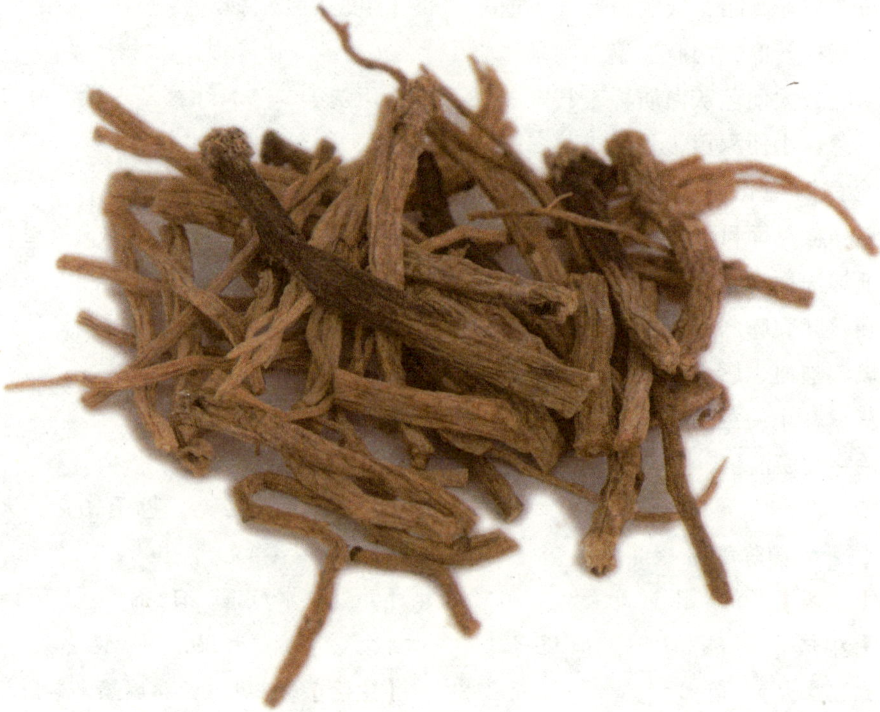

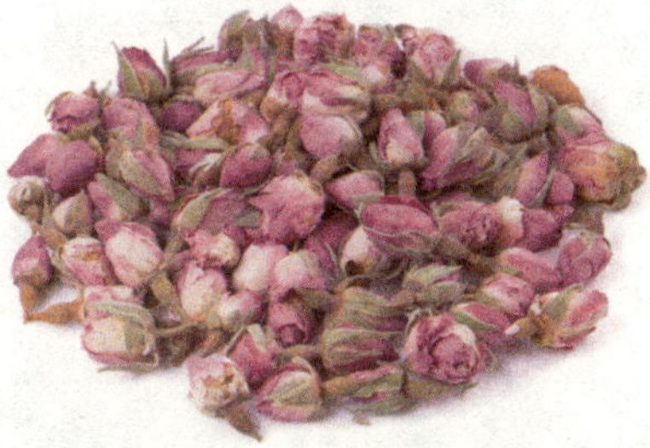

第五章 外科常见疾病

一、疖

疖是单个毛囊及其所属皮脂腺或汗腺的急性化脓性感染，常扩展到皮下组织。疖常生于毛囊和皮脂腺丰富的部位，如头面、颈部、背部、腋部、腹股沟部、会阴部及小腿。四季均发，多见于夏秋季节，且好发于儿童及产妇。临床上局部先出现红肿疼痛的小结节，继则逐渐肿大，疼痛加剧，结节中央出现黄白色小脓栓，再数日后脓栓脱落，脓液排出而逐渐痊愈。一般脓出即愈。但是头部疖肿可因治疗或护理不当而形成“头皮毛囊穿凿性脓肿”；如其反复发作、日久不愈则为“疖病”；生于“危险三角区”的疖危险性较大，随意挤压或挑刺可使细菌或脓栓进入血液，造成颅内感染而危及生命。临床血液常规化验可见血白细胞计数及中性粒细胞计数明显增高。本病的原因可由局部皮肤擦伤，不清洁，或经常受到摩擦和刺激，引起人体局部或全身抵抗力下降，使毛囊、皮脂腺或汗腺正常存在的金黄色葡萄球菌或表皮葡萄球菌变成致病菌引起感染所致。因而预防本病要注意个人卫生；保持局部皮肤清洁，皮肤一旦擦伤可用75%酒精或0.5%碘伏局部搽擦，小儿应避免哭闹与搔抓皮肤，并积极治疗原发病，如糖尿病等。

中医称本病为“疖”，又称“疖疮”。临床可分为暑湿蕴结、热毒蕴结、湿火风邪、阴虚内热四个证型。（1）暑湿蕴结型（多见于疖病）：症见患处疖肿，根脚浮浅，范围局限，红热灼痛，溃出脓水，或有发热，胸闷心烦，便秘溲赤，舌红、苔黄，脉浮数或洪数。治宜清暑利湿。（2）热毒蕴结型（多见于面疖）：症见颜面部出现粟粒样脓头，或痒或麻，继则红肿热痛，范围逐渐扩大，根深坚硬，状如钉子，伴恶寒发热，舌红、苔薄白，脉数。治宜清热解毒。（3）湿火风邪型（多见于疖病）：症见疖肿虽散发于全身各处，但多分布于人体胸、腹以上部位。疖呈现有头或无头，红肿灼热，根盘收束，成脓较速，脓出稠黄，可伴有恶寒、发热等全身症状，舌红、苔薄黄，脉数。治宜祛风清热，解毒利湿。（4）阴虚内热型（多见于疖病）：症见疖肿较大，散发全身各处，易于成痈，或此处未愈，他处又起，常伴口渴唇燥，舌红少津、苔光剥，脉细数。治宜养阴清热，解毒散结。

方一 野菊绿豆汤

【来源】郭爱廷. 实用单方验方大全［M］. 北京：北京科学技术出版社，2011.

【组成】野菊花12克，绿豆衣12克，金银花20克，蒲公英15克，生甘草6克。

【用法】取上药加水500毫升同煎，先用武火煎沸后，改用文火续煎30分钟，每剂服2次。每日1剂。

【功效】清暑解毒。

【主治】疖属暑湿蕴结者，症见皮肤小疖，范围局限，红热灼痛。

方二 金银花藿佩汤

【来源】陆德铭，何清湖. 中医外科学［M］. 北京：中国中医药出版社，2004.

【组成】金银花9克，鲜藿香9克，鲜佩兰9克，野菊花9克，生甘草3克。

【用法】取上药加水500毫升同煎，先用武火煎沸后，改用文火续煎30分钟，每剂服2次。每日1剂。

【功效】清暑解毒。

【主治】疖属暑湿蕴结者，症见皮肤小疖，范围局限，红热灼痛。

方三 蒲英青叶汤

【来源】陆德铭，何清湖. 中医外科学［M］. 北京：中国中医药出版社，2004.

【组成】蒲公英30克，大青叶30克，车前子15克，生甘草3克。

【用法】取上药加水500毫升同煎，先用武火煎沸后，改用文火续煎30分钟，每剂服2次。每日1剂。

【功效】清热解毒。

【主治】疖属热毒蕴结者，症见局部粟粒样脓头，或痒或麻，继则红肿热痛，范围逐渐扩大，根深坚硬，状如钉子。

二、急性弥漫性化脓性炎症

急性弥漫性化脓性炎症是皮下、筋膜下、肌间隙或深部蜂窝组织的一种急性弥漫性化脓性感染。好发于口底、颌下、颈部、会阴部、腹壁以及四肢等处。临床以局部红肿、剧痛，并向四周迅速扩大，病变组织与正常组织无明显分界为特征。病变部位较深者，局部红肿不太明显，常常只有局部水肿和压痛，可伴有高热等全身症状。初起如治疗得当，一般炎症都能迅速消散，如处理不当，口底部、颌下及颈部的急性弥漫性化脓性炎症可因喉头水肿压迫气管引起呼吸困难，甚至窒息；脐部的急性弥漫性化脓性炎症可致皮肤的广泛坏死甚至腹部穿孔。临床血液常规化验显示白细胞计数及中性粒细胞计数增高。本病主要是溶血性链球菌、金黄色葡萄球菌或厌氧性细菌由皮肤损伤处侵入，直接蔓延感染所引起，或经淋巴、血循环直接扩散而发生。因而预防本病要积极治疗原发病灶，忌食辛辣、刺激性食物。

中医称本病为“发”，临床可分为风热挟痰、湿热下注、热盛肉腐、余毒伤阴四个证型。（1）风热挟痰型（初期，发于上部者，如锁喉发）：症见结喉处红肿绕喉，根脚散漫，坚硬灼热疼痛，来势猛烈，重者肿势甚至上延腮颊，下至胸前，可因肿连咽喉、舌下，并发喉风、重舌，以致汤水难下、呼吸困难。伴发热、口渴，舌尖红、苔薄白，脉浮数。宜疏风清热，化痰消肿。（2）湿热下注型（初期，发于下部者，如脐发、臀发、足背发等）：症见局部红肿，灼热疼痛，红肿以中间为明显，四周较淡，伴有发热、恶寒、头痛，舌边尖红、苔黄腻，脉濡数。治宜清热解毒，和营化湿。（3）热盛肉腐型：症见局部漫肿、灼热跳痛，范围较大，红肿中心可发生坏死、溃脓，伴壮热口渴，舌质红绛、苔黄腻，脉象弦滑或洪数。治宜清热解毒，托疮排脓。（4）余毒伤阴型：症见溃破出脓，局部肿痛渐减、腐肉渐脱、疮面渐收，但低热不退，纳谷不振，舌红、苔少，脉细数。治宜清解余毒，益胃养阴。

方一 赵炳南方

【来源】验方

【组成】金银花15克，蒲公英15克，青陈皮12克，连翘12克，赤芍9克，白芷9克，炒山甲9克，炒皂角刺9克。

【用法】水煎服，每日1剂，日服2次。

【功效】清热解毒，活血内托。

【主治】急性弥漫性化脓性炎症属风热挟痰者，症见结喉处红肿绕喉，根脚散漫，坚硬灼热疼痛，来势猛烈，重者肿势甚至上延腮颊，下至胸前，可因肿连咽喉、舌下，并发喉风、重舌，以致汤水难下，呼吸困难。

方二 地蜈蚣草方

【来源】验方

【组成】单味鲜地蜈蚣草。

【用法】内服，用本药30～60克捣烂冲服。

【功效】清热解毒，消痈祛肿。

【主治】蜂窝组织炎属风热挟痰者，症见结喉处红肿绕喉，根脚散漫，坚硬灼热疼痛。

方三 五味消毒饮

【来源】《医宗金鉴》

【组成】金银花15克，野菊花12克，蒲公英12克，紫花地丁15克，紫背天葵6克。

【用法】水煎加烧酒一匙和服。药渣可捣烂敷患部。

【功效】清热解毒，消散疔疮。

【主治】蜂窝组织炎属风热挟痰者，症见局部红肿或发热，舌红，脉数者。

方四 五神汤

【来源】《外科真诠》

【组成】金银花20克，紫花地丁20克，川牛膝10克，茯苓10克，车前子10克。

【用法】取上药加水600毫升同煎，先用武火煎沸后，改用文火续煎30分钟，每剂煎服2次，每日1剂。

【功效】清热解毒，和营化湿。

【主治】急性弥漫性化脓性炎症属湿热下注者，症见局部红肿、灼热疼痛，红肿以中间为明显，四周较淡。

方五 白降丹

【来源】《医宗金鉴》

【组成】水银30克，硝石45克，硼砂15克，朱砂6克，雄黄6克，食盐45克，白矾45克，皂矾45克。

【用法】制法分为结胎、降丹2个步骤。

（1）结胎：除水银外，上药7味分别研为细粉。先将硝石、皂矾、食盐3味细粉同水银共研至不见星为度。再将朱砂、雄黄、硼砂用套色法，陆续配研和匀，置瓦罐内，用文火加热熔融，以竹棍轻轻搅拌，使其均匀黏结于罐底，去火待冷，以结于罐底而不掉落为度。

（2）降丹：将罐倒扣于稍大瓷碗上，罐、碗接口处用韧性纸浸润围严，用黄泥或煅石膏粉调成稀糊状，涂抹严密，上面碗周围用砂土填满，稍高出碗口，使之固定不动。再取与瓷碗口径相等之盆，盛满凉水，将固定之罐碗置于盆口之上，将水与碗底接触，以便冷结。水盆坐入地坑中一半，然后在罐的周围罩以宽铁皮圈，罐与铁皮圈之间燃着木炭，一次加足，以埋过罐底为度，先用武火炼1小时，再用文火炼2小时，停火待冷却后将罐口的泥土、石膏轻轻除去，吹净尘埃，撕去纸条用刀刮取白色丹药，用纸包严，置地上出火毒，避光贮存。用时仅以3～5厘，撒于疮头上，或用较硬米饭合药搓条插入疮孔内，或配伍他药外用为多。

【功效】拔毒，去腐，蚀肉，杀虫。

【主治】痈疽发背疔毒等证，初起未成脓者，或已成脓外溃者，或溃而脓出不畅者。

【注意事项】白降丹有大毒，且腐蚀力极强，自古医家不唯禁止内服，而且在外用时亦有禁忌。如“初生儿及妇女头面皮肉娇嫩不可多用。如用之不善，不无漫肿，反招怨尤”（见《疡医大全》）。“空处（指关节部位）及多筋骨处，降丹宜少用”，“腹上不宜用降，恐伤其膜”（见《外科真诠》）。《医门补要》则指出，“夫降药用水银降成，其性与砒霜等强烈，烂痛不可轻用。少壮者可少用，若幼孩、老人及体虚者用之生变。但痛甚则浮火上攻，口舌与牙龈根糜烂。”又谓：“凡口中、眼边、耳中、鼻内及心窝、腰眼、玉茎、红筋聚处，总不可用，关人性命。”近时亦有用白降丹捻剂引起汞中毒的病例报道，故在外科方书中常提示：对汞过敏者禁用。

方六 日用应酬围药

【来源】《疡科心得集》

【组成】生南星250克，生半夏120克，当归120克，大黄120克，陈小粉（陈小麦粉，炒黑）5000克。

【用法】研细末和匀后，火盛者用芙蓉汁，寒盛者用葱头汁调敷。

【功效】散瘀消肿。

【主治】肿疡初起未破者。

方七 阳和解凝膏

【来源】《外科正宗》

【组成】鲜牛蒡子根叶梗1500克，鲜白凤仙梗120克，川芎120克，川附子60克，桂枝60克，大黄60克，当归60克，川乌60克，官桂60克，肉桂60克，草乌60克，地龙60克，僵蚕60克，赤芍60克，白芷60克，白蔹60克，白及60克，乳香60克，没药60克，续断30克，防风30克，荆芥30克，五灵脂30克，木香30克，香橼30克，陈皮30克，苏合油120克，麝香30克，菜油5000克。

【用法】白凤仙梗熬枯去渣，次日除乳香、没药、麝香、苏合油外，余药俱入锅煎枯，去渣滤净，称准斤两，每500克油加黄丹（烘透）210克，熬至滴水成珠，不黏指为度，撇下锅来，将乳、没、麝、苏合油入膏搅和，半月后可用。摊贴用处。

【功效】温经和阳，祛风散寒，调气活血，化痰通络。

【主治】治一切疮疡阴证。

【注意事项】本方适用于实证，虚证者忌用。皮肤过敏者禁用。

方八 四温丹

【来源】张山雷．疡科纲要［M］．北京：人民卫生出版社，1958.

【组成】上肉桂（去粗皮）60克，北细辛30克，干姜24克，公丁香15克。

【用法】各药研细为末后调匀，外撒患处，用温性药膏盖贴患处。

【功效】温通气血，祛风散寒。

【主治】痈疽漫肿、深附骨节之间的痈疽初期。

【注意事项】阳证疮疡禁用。

方九 提毒丹

【来源】湖州中医院．潘春林医案

[M]．杭州：浙江科学技术出版社，1958.

【组成】斑蝥18克，蜈蚣4.5克，雄黄9克，乳香3克。

【用法】蜈蚣先剪成寸长，文火炒至外层焦黑为度。斑蝥炒至全部焦黑。乳香去油研末。雄黄去杂质研细末。各药细末混合均匀后，薄掺疮口上。

【功效】拔毒去腐，消肿止痛。

【主治】有头疽已化腐成脓，腐肉将脱者。

【注意事项】皮肤过敏者禁用。本药有小毒，不宜长期使用。

方十　金枣散

【来源】《疡科纲要》.

【组成】红枣1枚，白砒（如绿豆大）1粒，冰片少许。

【用法】将红枣去核，纳入白砒，置瓦上，用炭火煅过、存性。煅时浓烟起须避开。如有未化砒石，则去之。研细末，加冰片0.4克（《中医外科临床手册》为："约15枚红枣加冰片0.6克"），轻撒患处。

【功效】去腐止烂，提脓拔毒。

【主治】走马牙疳及痈疽、疮肿等。

【注意事项】不可吞入腹。皮肤过敏者禁用。本药有小毒，不宜长期使用。

方十一　一气丹

【来源】凌云鹏. 临诊一得录[M]. 北京：人民卫生出版社，2006.

【组成】斑蝥15克，制乳香9克，制没药9克，血竭3克，炒玄参9克，元胡6克，麝香1克，冰片1克。

【用法】各研细末，和匀后直接撒布患处。

【功效】拔疔祛腐，提毒消肿。

【主治】用于发疽、疔疮初起及痈疽大毒之腐不脱等证。

【注意事项】不可吞入腹。皮肤过敏者禁用。

方十二　紫金锭

【来源】《外科正宗》

【组成】山慈菇60克，川文蛤（五倍子）60克，麝香9克，千金子30克，红芽大戟45克，朱砂9克，雄黄9克。

【用法】研末和匀，另用糯米粉90克，加水和团，蒸熟待温，与上药粉搅匀，压制成片。每服3克，病势重者服6克，以取通利；后用温粥补之。外用时用好醋拌涂敷患处，1日数次。

【功效】解毒疗疮，消肿定痛。

【主治】无名肿毒，疔疮、痈疽初期未溃及毒虫咬伤等。

方十三 铁箍散

【来源】《证治准绳》

【组成】生川乌30克，生草乌30克，生半夏30克，赤小豆30克，芙蓉叶30克，五倍子30克，白及50克。

【用法】上药共轧为细粉，用醋调敷四周，中间留一孔透气。

【功效】消肿止痛。

【主治】无名肿毒初起，根脚散漫，或初起无头，红肿坚硬，久不消溃者。

方十四 熏发背奇方

【来源】《外科正宗》

【组成】朱砂6克，雄黄6克，血竭6克，没药6克，麝香1.2克。

【用法】共为细末，每用0.9克，红棉纸裹药搓捻，长7寸，麻油浸透。用时点燃，烟熏患处。

【功效】活血消肿，解毒止痛。

【主治】痈疽、发背。

方十五 消肿膏

【来源】湖州中医院．潘春林医案［M］．杭州：浙江科学技术出版社，1958.

【组成】川芎6克，牙皂4.5克，南星12克，草乌9克，风化硝45克，滑石600克，麝香1.5克，薄荷油5克，冬青油15克，蜂蜜750克。

【用法】上药除薄荷油、冬青油、蜂蜜外，余药均研细末，麝香另研，各药末混合均匀后调入蜂蜜中成糊状，再滴入薄荷油、冬青油。用时厚涂于纱布上敷贴患处，每日换药1次。

【功效】活血消肿，软坚止痛。

【主治】肘毒、肋疽、肾痈等肿势较慢，红晕不甚之肿疡。

方十六 琥珀膏

【来源】《外科正宗》

【组成】大黄60克，郁金30克，南星30克，白芷30克。

【用法】上药共为细末，用时以大蒜头去壳捣烂，调入药末，捣稠后加酒1～2匙调成糊状，外敷患处，上盖油纸。

【功效】解毒，消肿，止痛。

【主治】皮色不变、漫肿无头，疼痛不显者，未成脓的结毒、流注等半阴半阳证。

方十七 回阳玉龙膏

【来源】《外科正宗》

【组成】草乌（炒）90克，干姜（煨）90克，赤芍（炒）30克，白芷30克，南星（煨）30克，肉桂15克。

【用法】共研细末，按药粉2／10，凡士林8／10的比例，调匀成膏，用时涂纱布上外敷患处。亦可热酒调敷，或直接将药粉掺于膏内外贴。

【功效】温经活血，散寒化痰。

【主治】阴证疮疡，寒湿流注，皮色不变者。

方十八 甲字提毒粉

【来源】北京中医医院．赵炳南临床经验集［M］．北京：人民卫生出版社，2006.

【组成】血竭12克，红粉30克，轻粉30克，冰片4.5克，麝香1.5克，朱砂4.5克，琥珀3克。

【功效】拔毒，祛腐，生肌。

【主治】痈疽溃后脓水不畅者。

【方解】本方用于痈疽脓腐未尽，能促进去腐生新。方中红粉化腐拔毒、消肿敛疮，是为君药。辅以血竭散瘀和血，可以内消肿痛、燥湿敛疮。佐以轻粉止痒敛疮，麝香消散肿毒，朱砂解毒敛疮，琥珀收湿敛疮，合而用之，散瘀、止痒、解毒、收湿以便在拔毒的同时收湿消肿，在去腐的基础上收敛生新。冰片辛香走窜，宣散郁热火毒，是为使药。全方合用，具祛腐拔毒、收湿敛疮之功，宜于脓水未净之时的疮疡使用。

方十九 升麻溻肿汤

【来源】《外科精义》

【组成】升麻、芒硝、黄芩、漏芦、栀子仁、蒴藋各等分。

【用法】以上药60克，水3大碗，煎沸5分钟，用药棉溻渍肿处。

【功效】清热解毒，散风消肿。

【主治】阳证痈毒初起。

方二十 阿魏化坚膏（亦名飞龙阿魏化坚膏）

【出处】《外科正宗》

【组成】蟾酥丸药末1料，加金头蜈蚣5条炙黄去头足。

【用法】研末和匀。另取太乙膏750克，烊开，加入药末，搅匀备用。隔水炖化，布片摊贴，半月1换。

【功效】化坚破结。

【主治】岩肿未溃破者。

方二十一 验方黑灵丹

【来源】湖州中医院．潘春林医案［M］．杭州：浙江科学技术出版社，1958.

【组成】斑蝥24克，黄升9克。

【用法】斑蝥炒至焦黑，研细末。黄升研细末后调匀。外掺或外敷患处，每日1次。

【功效】提脓，拔毒，去腐。

【主治】用于痈疽久溃不愈。

方二十二 赛针散

【来源】《外科启玄》

【组成】巴豆1.5克，轻粉4.5克，白丁香4.5克。

【用法】上药研细末，用醋调药末涂疮顶。

【功效】拔毒溃脓。

【主治】用于痈疽晕针者代针破腐。

方二十三 黑退消

【来源】刘忠德，张鸥. 中医外科学［M］. 北京：中国中医药出版社，2009.

【组成】生川乌15克，生草乌15克，生南星15克，生半夏15克，生磁石15克，公丁香15克，肉桂15克，制乳香15克，制没药15克，制甘松9克，制硇砂9克，冰片6克，麝香6克。

【用法】上药除冰片、麝香外，各药研细末后和匀。再将冰片、麝香研细后加入和匀，用瓶装置，不使出气。将药粉撒于膏药或油膏上敷贴患处。

【功效】行气活血，祛风逐寒，消肿破坚，舒筋活络。

【主治】治一切阴证疮疡未溃者。

方二十四 黄连露

【来源】《医宗金鉴》

【组成】黄连9克，当归15克，黄柏9克，生地黄30克，姜黄9克，麻油360克，黄蜡120克。

【用法】上药除黄蜡外，浸入麻油内，1天后，用文火熬煎至药枯，去渣滤清，再加入黄蜡，文火徐徐收膏。将膏匀涂于纱布上，敷贴患处。

【功效】润燥，清热，解毒，止痛。

【主治】疮疡焮红作痛者。

方二十五 桂麝散

【来源】《药奁启秘》

【组成】麻黄15克，细辛15克，肉桂30克，牙皂9克，生半夏24克，丁香30克，生南星24克，麝香1.8克，冰片1.2克。

【用法】研极细末。掺膏药内贴之。

【功效】温化痰湿，消肿止痛。

【主治】治一切阴证疮疡未溃者。

方二十六 替针丸

【来源】《外科精要》

【组成】白丁香、硇砂、没药、乳香各等分。

【用法】上为细末，糯米饭为丸如麦粒大。每用1粒，未破用贴疮头薄处；如已溃破，脓出不畅，则用1粒纳疮口内，使脓出不滞，好肉易生。

【功效】拔毒溃脓。

【主治】用于脓成不溃或破后脓出不畅者。

方二十七 咬头膏

【来源】《外科证治全书》

【组成】铜绿3克，松香3克，乳香3克，没药3克，生木鳖子3克，蓖麻子（去尖）3克，杏仁3克，巴豆6克，白砒0.3克。

【用法】共捣成膏，为丸如绿豆大。每用1粒，放在膏药上，贴于疮疡中心，其脓自出。

【功效】腐蚀，破溃脓头。

【主治】用于疮疡已成脓而未能自溃，或不愿切开排脓者。

方二十八 阴毒内消散

【来源】《药奁启秘》

【组成】麝香3克，轻粉9克，丁香6克，牙皂6克，樟冰12克，雄黄9克，胡椒3克，制乳香6克，制没药6克，阿魏（瓦上炒去油）9克，良姜6克，肉桂3克，川乌9克。

【用法】上药研细面，外掺于膏药内贴之。

【功效】温经散寒，消坚化痰。

【主治】痈疽疮疡。

【注意事项】阳证疮疡者禁用。

方二十九 冲和膏

【来源】《外科正宗》

【组成】紫荆皮（炒）150克，独活90克，赤芍60克，白芷30克，石菖蒲45克。

【用法】研成细末，葱汁、陈酒调敷。

【功效】疏风，活血，定痛。

【主治】疮疡。

【注意事项】本方适用于介于阴阳之间的证候。

方三十 石灰散

【来源】《太平圣惠方》

【组成】风化石灰、小麦面、皂荚灰、白蔹各等分。

【用法】研为细散，以酽浆水和如面糊，涂贴，每日换3～4次。

【功效】化湿敛疮。

方三十一 太乙膏

【来源】《外科正宗》

【组成】玄参60克，白芷60克，当归身60克，肉桂60克，赤芍60克，大黄60克，生地黄60克，土木鳖60克，阿魏9克，轻粉12克，柳枝100段，槐枝100段，血余30克，铅丹（别名东丹）120克，乳香15克，没药9克，麻油2500克。

【用法】除东丹、乳香、没药、轻粉外，余药入油煎，按铅膏药制备法炸料，炼油、下丹、再投入乳、没、轻粉细末，搅匀成膏。隔水炖烊，摊于纸上敷贴。

【功效】消肿清火，解毒生肌。

【主治】适用于一切疮疡已溃或未溃者。

方三十二 小升丹

【来源】《疡医大全》

【组成】水银30克，白矾24克，火硝21克。

【用法】先将硝、矾研成粗末，再入水银，共研细末，以不见水银星为度（不研细末也无妨），然后放于生铁锅内，再将粗料大瓷碗一只盖合（事先需要生姜擦过，以防因高热而致碎裂），需用上浆的纸条（即以棉纸裁成3厘米阔的纸条，加上面浆搓成绳状），结实地嵌塞缝口，再用煅石膏细末醋调封固，务使不令泄气，再将黄沙铺压碗底旁，露出碗底。碗底内置棉花一团，上用铁锤压紧，持锅子移置火炉上烧，约40～60分钟，看碗底棉花焦黑为度。取下待冷，约1小时，除去沙泥及烧焦炭样的棉纸，缓缓揭开瓷碗，碗内周围的红色升华物为"红升"；碗中央的黄色升华物为"黄升"；锅底剩下的块状物即"升药底"。用刀铲下后，宜密封避光贮存。此外，一料所得升药的数量可有19.5～27克不等，这需要炼制者经常看火候确当与否来决定之。疮口大者，可撒于疮口上；疮口小者，可沾于药线上插入；亦曰撒于膏药、油膏上盖贴。

【功效】具有提脓祛腐的作用，能使疮疡内蓄之脓毒得以早日排出和腐肉迅速脱落。

【主治】凡溃疡脓栓未落，腐肉未脱，或脓水不净，新肌未生的情况，均可使用。

【注意事项】纯粹升丹因药性太猛，在临床应用时须加赋形药使用，阳证一般用20%，阴证一般用30%～50%的升丹含量。凡对升丹有过敏者则必须禁用，如患在唇部、眼部的溃疡也宜慎用。升丹如陈久应用，则可使药性缓和而减少疼痛。

方三十三　萝卜公英地丁汁

【组成】白萝卜450克，蒲公英（鲜品）45克，紫花地丁(鲜品)45克，白糖适量。

【用法】将前3味药分别捣烂取汁，均匀混合在一起，然后调入冰糖。每天2～3次，以愈为止。另可取药渣外敷乳房。

【功效】消痈止痛。

【主治】乳腺增生、乳痈初起或乳房红肿胀痛等症。

方三十四　九黄丹（经验方）

【来源】陆德铭，何清湖. 中医外科学［M］. 北京：中国中医药出版社，2004.

【组成】制乳香6克，制没药6克，川贝6克，石膏18克，红升9克，雄黄6克，朱砂3克，炒月石6克，冰片9克。

【用法】各研极细末，和匀。将药粉撒于患处，用膏药或油膏纱布盖之。

【功效】提毒拔脓，去瘀去腐，止痛平胬。

【主治】治一切痈疽已溃，脓流不畅，肿胀疼痛者。

【注意事项】皮肤过敏者禁用。本药有小毒，不宜长期使用。

方三十五　搭背灵膏药

【来源】全国中药外治专业委员会. 亲献中药外治偏单秘方［M］. 北京：中国医药科技出版社，1994.

【组成】马蜂窝、酒制大黄各等分。

【用法】取马蜂窝用砂锅稍焙研细过箩，大黄用黄酒焖后经砂锅焙干研细过箩。将药末用蜂蜜调成糊状，放置在4～6寸的黑布上敷患处，每24小时换药1次。

【功效】祛腐生肌，消肿止痛。

【主治】搭背疮（蜂窝组织炎）。

方三十六　香附膏

【来源】全国中药外治专业委员会. 亲献中药外治偏单秘方［M］. 北京：中国医药科技出版社，1994.

【组成】新鲜香附子100克，黑桐油50克。

【用法】鲜香附子洗干净，去掉须根捣烂，用黑桐油调成膏状备用。

【功效】清热解毒，消肿止痛。

【主治】腋痈、髂痈。

方三十七 砒绿化腐散

【来源】全国中药外治专业委员会. 亲献中药外治偏单秘方［M］. 北京：中国医药科技出版社，1994.

【组成】红砒3克，白砒3克，雄乌骨鸡胫骨1对，铜绿1克，硇砂3克。

【用法】将红、白砒研细调匀，装入鸡胫骨腔内。用黄泥包裹，文火煅至酥黄为度，取出制后砒粉，再加入铜绿、硇砂研细，瓷器贮备。用时均匀撒布疮面，盖以纱布，1日1换。或用桑皮纸裹药为捻，或赋形为条、为栓。插入疮口或瘘管，1～2日1换。

【功效】化腐平胬。

【主治】肿疡，胬肉突出，腐肉不脱。

【注意事项】本方峻烈，用量要小。撒布或插条时，切不可伤及周围健康组织，待腐脱胬平，即应改用其他提脓生肌之品。凡对砒过敏者禁用。凡用药后患部疼痛加剧，说明用量过大，或伤及健康组织，应立即清洗后，重新换药。

方三十八 消痈散

【来源】全国中药外治专业委员会. 亲献中药外治偏单秘方［M］. 北京：中国医药科技出版社，1994.

【组成】红茴香（一名山木蟹）。

【用法】根皮研细末，贮瓶备用。陈醋调成糊状，外敷患处。

【功效】行血祛瘀，消肿解毒。

【主治】一切痈疽，无名肿毒。

【注意事项】该药用后局部皮肤可起疱疹，一般可不予处理。溃疡者禁用。

方三十九 蜘蛛膏

【来源】全国中药外治专业委员会. 亲献中药外治偏单秘方［M］. 北京：中国医药科技出版社，1994.

【组成】蜘蛛蛹。

【用法】蜘蛛产卵于壁，织茧覆盖。隔茧烂卵，整块取下贴于患处。1～2次即见功。

【功效】消肿解毒。

【主治】瘰疬疮疡，无名肿毒。

方四十 自拟消肿药

【来源】全国中药外治专业委员会. 亲献中药外治偏单秘方［M］. 北京：中国医药科技出版社，1994.

【组成】土珠草，红泥膏盐。

【用法】取土珠草洗净鲜用或晒干备用。取山红泥倒入容器中，加入足够的水制成悬浊液，然后将该悬浊液倒入另外一个容器中（该法主要是去掉原山泥中的各种杂质），并加入1%的食盐搅拌后进行沉淀，沉淀后倒去上层的大部分清水，留下少许的清水覆盖泥面以保持红泥的湿度（要经常换水以保持红泥水的鲜活状态），便制成了红泥膏。用时，取适量土珠草捣烂后挖取同等体积的红泥膏充分混和后敷于患处，外盖海州常山叶包扎，每4～8小时换药1次。

【功效】消肿散结。

【主治】无名肿毒。

【注意事项】本方适用于没有成脓的肿毒。敷时禁吃糯米、酒、海鲜等。

方四十一　拔毒膏

【来源】北京市公共卫生局. 北京市中药成方选集［M］. 北京：人民卫生出版社，1961.

【组成】白蔹160克，苍术160克，连翘160克，黄芩160克，白芷160克，大黄160克，蜈蚣30克，蓖麻子160克，金银花160克，地黄160克，当归160克，黄柏160克，黄连160克，乳香30克，没药30克，血竭30克，儿茶30克，轻粉30克，樟脑30克，红粉30克。

【用法】炼油：根据下丹方式不同要求，依法炼油。下丹：分火上下丹、离火下丹法两种。去火毒：将上述药膏搅匀放入冷水中搅成500～1500克一块，将水控净，再放入冷水中浸泡10～15日，每日换水1次。研兑细料：将乳香、没药、儿茶、血竭等4味轧为细粉，和匀过80～100目筛。轻粉、红粉分别研为极细粉，再将上列樟脑置乳钵内，过箩即成“细料”。取密油12 000克，加热熔化，待暴音停止，水气去尽，晾温，兑入细料搅匀。上药1料约制膏药油12 750克，公差率20%。摊膏：将膏药分摊于纸上，微晾，向内对折。温热化开，贴于患处。

【功效】拔毒止痛。

【主治】适用于痈疽肿痛，已溃未溃，疼痛不止。

方四十二　枸杞膏

【来源】全国中药外治专业委员会. 亲献中药外治偏单秘方［M］. 北京：中国医药科技出版社，1994.

【组成】枸杞子50克，凡士林50克。

【用法】一般化脓性感染者，将枸杞子放在瓦片上以小火慢慢烘烤令脆，研细末，或将其放在烘干箱烘脆。凡士林加热熔化后兑入枸杞粉拌匀成软膏，视患处大小，将软膏摊于不透水纸上，厚0.5厘米，敷贴，包扎固定，1天换2～3次。或将枸杞子加水酒各半，煮烂，做成饼状外敷。对慢性炎症溃疡或烫伤，如前制备枸杞粉，加麻油调膏或制成油纱条备用。

【功效】清热解毒，活血消肿，提脓生肌。

【主治】疖、痈、疔、褥疮、臁疮。

【注意事项】制备枸杞子粉时，应用文火。常翻动，勿令焦煳炭化，研制应极细。

方四十三 解毒膏

【来源】《外科十三方考》

【组成】白芷7.5克，白蔹7.5克，川乌7.5克，草乌7.5克，黄芩7.5克，独活7.5克，细辛7.5克，荆芥50克，栀子50克，连翘50克，羌活50克，黄连50克，阿胶50克，海藻50克，山甲50克，昆布50克，大黄50克，木鳖50克，血余50克，赤芍50克，薄荷50克，牛膝50克，木瓜50克，防风50克，石燕50克，海带50克，黄柏50克，桃枝50克，柳枝50克，桑枝50克，杉枝50克，密陀僧50克，水粉（炒过）200克，黄丹150克，香油400克。

【用法】将香油入锅熬，将前药（除血余、黄丹、陀僧、铅粉）入内熬枯去渣，然后下这4味药至黑滴水成珠，停火以备用。以软纸摊贴患处。

【功效】清热解毒，活血消肿，提脓生肌。

【主治】痈疽疮毒。

【注意事项】本方适用于实证，虚证者忌用。

方四十四 红灵丹

【来源】陆德铭，何清湖．中医外科学［M］．北京：中国中医药出版社，2004.

【组成】雄黄18克，乳香18克，煅月石30克，青礞石9克，没药18克，冰片9克，火硝28克，朱砂60克，麝香3克。

【用法】除冰片、麝香外，共研细末，最后加冰片及麝香，瓶装封固，不出气，备用。撒膏药或油膏上，敷贴患处。

【功效】活血止痛，消坚化瘀。

【主治】一切痈疽未溃者。

方四十五 五五丹

【来源】中医研究院广安门医院．朱仁康临床经验集［M］．北京：

人民卫生出版社，1979.

【组成】红升（或红粉）15克，生石膏150克。

【功效】拔毒提脓。

【主治】痈疽溃后腐肉难脱者。

【用法】先研红升极细，再加生石膏研末调匀。用时以棉花蘸药末少许，轻微疮面或用药捻蘸药末插入疮口。

方四十六 验方

【来源】张树生. 中药贴敷疗法［M］. 北京：中国医药科技出版社，1988.

【组成】生葱、蜜各适量。

【用法】上药适量（因病灶大小而定），将上药捣烂如泥状外敷患处，用敷料或绷带固定，1日1次，病愈即止或10天为1疗程。

【功效】解毒，消肿，止痛。

【主治】痈肿。

方四十七 验方

【来源】张树生. 中药贴敷疗法［M］. 北京：中国医药科技出版社，1988.

【组成】黄芩6克。

【用法】将晒干的黄芩切碎，放入500毫升水，煎开20分钟过滤。然后放入无菌纱条浸泡3天，即得黄芩纱条敷料。将患处用双氧水消毒后，敷上黄芩纱条，再覆以消毒纱布，用胶布固定，1日2次，2天1疗程。

【功效】清热解毒，消肿止痛。

【主治】痈肿破溃。

方四十八 验方

【来源】张树生. 中药贴敷疗法［M］. 北京：中国医药科技出版社，1988.

【组成】野地黄叶适量。

【用法】将新采集的鲜地黄叶，用清水洗净泥土，入锅内微火煮烂，取出地黄叶，用纱布将汁挤出，再入锅煎熬，药汁成糊状即可，取出装瓶备用。将药膏抹在纱布上，敷在患处，胶布固定，1日1次，5日1疗程。

【功效】清热解毒，消肿止痛。

【主治】痈。

方四十九 验方

【来源】张树生. 中药贴敷疗法［M］. 北京：中国医药科技出版社，1988.

【组成】人参茎叶及杂根。

【用法】上药洗净，放适量水中煎煮1小时，去渣，再用文火煎至较稠之浸膏，装入阔口瓶中，高压灭菌30分钟后，将浸膏涂于消毒好的厚纸上贴于患处，2日换药1次，3

次为1疗程。

【功效】益气养血，消肿止痛。

【主治】颜面痈肿、气血虚弱者。

方五十 验方

【来源】张树生. 中药贴敷疗法［M］. 北京：中国医药科技出版社，1988.

【组成】黄芩10克，黄柏10克，黄连10克。

【用法】将上药放入容器内，煎沸后5～20分钟，待冷却到40℃左右，视病灶大小，取敷料块及毛巾折4～5层，面积稍大于病灶范围，浸透药液敷于患部。每次1小时左右，每日3～4次，3天为1疗程。

【功效】清热解毒，消肿止痛。

【主治】颜面痈肿未溃者。

方五十一 验方

【来源】《千金翼方》

【组成】伏龙肝。

【用法】以大醋和作泥，涂布上贴之，干则易。

【功效】消肿止痛。

【主治】痈肿。

方五十二 验方

【来源】孙显军，刘利. 土单方［M］. 南昌：江西科学技术出版社，2014.

【组成】杏仁7枚，蜂蜜120克，葱7棵。

【用法】葱蜜用量视疮面大小酌情加减。将三味药共捣成泥状即可。用时将膏摊于白布上敷患处，胶布固定。

【功效】散瘀，消肿，止痛。

【主治】疽肿。

方五十三 验方

【来源】《补缺肘后方》

【组成】大黄。

【用法】捣筛，以苦酒和贴肿上，燥易。

【功效】清热解毒，消肿止痛。

【主治】肩肿焮痛。

方五十四 验方

【来源】张树生. 中药贴敷疗法［M］. 北京：中国医药科技出版社，1988.

【组成】大泡桐根150克，绿姜60克，黄姜60克。

【用法】共捣烂，包于患处，每日换药1次。

【功效】清热解毒，消肿止痛。

【主治】无名肿毒。

方五十五　验方

【来源】贵州省中医研究所. 贵州草药［M］. 贵阳：贵州人民出版社，1970.

【组成】一炷香适量。

【用法】捣烂敷患处。

【功效】清热解毒，消肿止痛。

【主治】无名肿毒。

方五十六　验方

【来源】张树生. 中药贴敷疗法［M］. 北京：中国医药科技出版社，1988.

【组成】铁扫帚叶。

【用法】晒干，研末，调水外敷。

【功效】清热解毒，消肿止痛。

【主治】无名肿毒。

方五十七　验方

【来源】张树生. 中药贴敷疗法［M］. 北京：中国医药科技出版社，1988.

【组成】野菊花。

【用法】野菊花连茎捣烂，酒煎，热服取汗，以渣敷之。

【功效】清热解毒，消肿止痛。

【主治】一切肿毒。

方五十八　验方

【来源】张树生. 中药贴敷疗法［M］. 北京：中国医药科技出版社，1988.

【组成】山野豌豆适量。

【用法】研细末，用醋调敷。

【功效】解毒，消肿，止痛。

【主治】无名肿毒。

方五十九　验方

【来源】张树生. 中药贴敷疗法［M］. 北京：中国医药科技出版社，1988.

【组成】了哥王叶。

【用法】研细末，用醋调敷。

【功效】清热解毒，消肿止痛。

【主治】无名肿毒。

方六十　验方

【来源】土荣华，牛林敬. 中医经典偏方大全［M］. 上海：上海科学普及出版社，2018.

【组成】糯米粽子。

【用法】将粽子去皮，捣烂如膏，敷于患处。

【功效】消肿止痛。

【主治】痈肿。

方六十一　验方

【来源】《补缺肘后方》

【组成】白蔹0.6克，藜芦0.3克。

【用法】为末，酒和如泥贴，每日3次。

【功效】解毒，消肿，止痛。

【主治】疮疖。

方六十二 验方

【来源】程爵棠，程功文. 民间秘方治百病［M］. 北京：人民军医出版社，2010.

【组成】狼毒30克，黄芪60克。

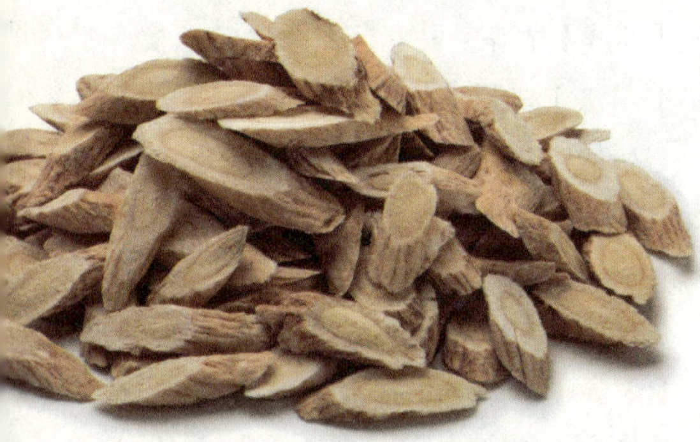

【用法】醋浸一宿，入猪油150克，微火上煎取60克，绞去渣，退火气敷之，日换3次。

【功效】解毒，消肿，止痛。

【主治】一切无名肿毒疮疖。

方六十三 验方

【来源】程爵棠，程功文. 民间秘方治百病［M］. 北京：人民军医出版社，2010.

【组成】表里俱红透五倍子。

【用法】砂锅炒糊黄色，勿生勿过，研末，醋调敷患处，干则频频刷醋自愈。每两加生白矾五分、乳香一钱共研细末敷疮上，即出脓，名提脓散。又五倍子打碎炒成褐色，陈小米炒黑，等分研末，筛油，以醋调敷。赤肿，蜜调敷。又陈小米炒极黑为油末，用醋熬成膏。未溃者敷即散，有头留头勿敷。溃者摊膏上，吸脓如神，小粉常宜少藏，愈陈愈好。又名黑龙膏。

【功效】解毒，消肿，止痛。

【主治】肿毒疮疖。

方六十四 验方

【来源】《乾坤秘韫》

【组成】陈芦叶。

【用法】为末，以椒汤洗净后敷之。

【功效】散瘀解毒，消肿止痛。

【主治】发背。

方六十五 小蓟地龙汁

【来源】验方

【组成】鲜小蓟150克，鲜地龙5～7条，白糖适量。

【用法】将地龙洗去泥沙，放在瓷缸内，加入白糖，待地龙完全溶化，滤取汁液；小蓟洗净，捣烂取汁，两汁合在一起，搅匀即可。每日2次，至愈为止。药渣可外敷乳房。

【功效】消痈止痛，凉血消肿。

【主治】乳腺增生、乳痈热毒较盛者。

方六十六　验方

【来源】《卫生鸿宝》

【组成】白及15克（炙、末），黄明胶30克（烊化）。

【用法】上二药和匀，敷患处，空一头出气，以白垫皮贴之。

【功效】散瘀，消肿，止痛。

【主治】发背。

方六十七　验方

【来源】《圣济总录》

【组成】水牛牙齿（煅赤）0.3克，太阴玄精石0.3克，乳香3克（研）。

【用法】上三味，捣研为末，每用绯绢依大小剪，以津唾调药，摊绢上贴之。

【功效】散瘀解毒，消肿止痛。

【主治】发背疮肿痛。

方六十八　验方

【来源】《积善堂经验方》

【组成】隔年小粉。

【用法】炒成黄黑色，冷定研末，陈米醋调成糊，熬如黑漆，瓦罐收之。用时摊纸上，煎孔贴之。

【功效】散瘀，消肿，止痛。

【主治】一切痈脚发背、无名肿毒。

方六十九　验方

【来源】张俊庭．古今外治灵验单方全书［M］．北京：中医古籍出版社，1993.

【组成】紫花地丁草。

【用法】三伏时收，以白面和成，盐醋浸一夜贴之。

【功效】清热解毒，消肿止痛。

【主治】痈疽发背、无名诸肿。

三、急性乳腺炎

急性乳腺炎是由细菌感染引起的乳腺组织的急性化脓性感染。绝大部分患者是产后哺乳妇女，尤以初产妇多见，发病多在产后第3～4周。临床上以乳房结块，局部红、肿、热、痛，并有发热为特征。初起如治疗得当，一般炎症多能迅速消散，若处理不当，则进一步形成脓肿、破溃，使病程延长，并有可能形成瘘管。临床血液常规化验显示白细胞总数及中性粒细胞明显增加；B超见炎性肿块边界不清，内部回声增粗、增强，光点不均匀，脓肿形成后可见不均匀液性暗区。本病的形成与产后全身抗病能力下降、乳汁瘀积、细菌入侵等有关，因而预防本病要求孕妇在妊娠后期经常擦洗乳头；养成定时哺乳习惯，防止乳汁瘀积；提高抗病能力，及时治疗感染病灶等。

中医称本病为“乳痈”，又名“吹乳”，哺乳期发生者称为“内吹乳痈”。临床可分为乳汁瘀积、热毒酿脓、溃后正虚三个证型。（1）乳汁瘀积型：症见乳房胀痛，皮肤不红或微红，排乳不畅，可扪及大小不等的结块，压痛，伴恶寒发热，头身疼痛，大便干结，舌淡红、苔薄白，脉浮数。治宜疏风清热，通乳散结。（2）热毒酿脓型：症见乳房红肿灼热，疼痛较甚，或有跳痛，全身高热，烦躁，口渴引饮，纳谷不香，大便秘结，小便黄赤，舌红、苔黄，脉滑数或弦数。治宜清热解毒，托里透脓。（3）溃后正虚型：症见乳痈溃后，脓泄热退，局部疮口脓液稀薄，肉芽不鲜，生长缓慢，面色少华，乏力，舌淡、苔薄，脉细数。治宜扶正补托，活血生肌。

方一　消肿解毒汤

【来源】验方

【组成】蒲公英30克，紫花地丁20克，银花15克，土贝母9克，天葵子9克，柴胡4.5克，陈皮6克。

【用法】水煎服，每日1剂，日服3次。

【功效】清热解毒，消肿散结。

【主治】急性乳腺炎属热毒酿脓者，症见乳房红肿灼热，疼痛较甚，或有跳痛，全身高热，烦躁，口渴引饮，纳谷不香，大便秘结，小便黄赤，舌红、苔黄，脉滑数或弦数。

方二　银蒲玄陈汤

【来源】验方

【组成】金银花50克，蒲公英30克，玄参20克，陈皮50克，甘草10克。

【用法】取上药加水800毫升同煎，先用武火煎沸后，改用文火续煎30分钟，每剂煎服2次，每日1～2剂。

【功效】清热解毒，消肿散结。

【主治】急性乳腺炎属热毒酿脓者，症见乳房红肿灼热，疼痛或跳痛，发热烦躁，口干欲饮，小便黄，大便干。

方三　解毒散瘀汤

【来源】验方

【组成】鹿角霜、路路通、牛蒡子、乳香各20克，赤芍、王不留行各15克，紫花地丁、蒲公英各30克。

【用法】水煎服，每日1剂，日服3次。

【功效】清热解毒，祛瘀散结。

【主治】急性乳腺炎属热毒酿脓者，症见乳房红肿灼热，刺痛或跳痛，发热烦躁，口干欲饮，小便黄，大便干。

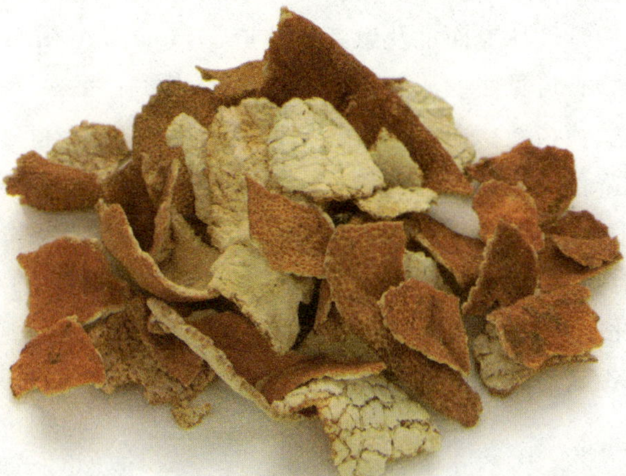

四、急性胰腺炎

急性胰腺炎是由于胰液作用于胰腺本身及周围组织而引起的胰腺急性炎症。多见于20～50岁青壮年，女性略多于男性。病死率达0.9%～20%。约半数左右的病人既往有胆道系统疾病病史。临床上以腹痛突然发作，似刀割样疼痛或绞痛，并向腰部、背部放射，腹胀或全腹胀满，伴发热、恶心、呕吐、黄疸、皮肤瘀斑等为特征。初起如治疗得当，一般病情多能得到迅速缓解，但易于复发。如处理不当，易致胰腺出血、坏死以及弥漫性腹膜炎，甚则中毒性休克而危及患者生命。临床检查可见血、尿淀粉酶明显升高，黄疸指数、血糖也可升高，血钙则降低。血白细胞计数及中性粒细胞比例升高。B超、CT检查可协助临床诊断。心电图可出现Q–T间期延长，S–T段下降，T波双相或倒置等改变。本病的形成，目前认为无论有无十二指肠液或胆汁反流，当胰液外分泌受到刺激时，胰管梗阻加上血液循环障碍是引起急性胰腺炎的主要原因，在其作用下可引起胰腺的感染甚至自我消化过程。因而预防本病要积极预防和治疗蛔虫病、胆石症及胆道感染等，且避免暴饮暴食，忌食生冷油腻等。

中医称本病“厥心痛”，又称“脾心痛”“胃脘痛”“膈痛”等。临床可分为肝脾气滞、脾胃实热、肝脾湿热三个证型。（1）肝脾气滞型（相当于轻度水肿性胰腺炎）：症见上腹部阵痛或窜痛，恶心、呕吐，上腹轻压痛，可有轻度肌紧张，舌质淡红、苔薄白或黄白，脉弦紧。治宜疏肝健脾，理气止痛。（2）脾胃实热型（相当于急性出血性胰腺炎或严重水肿性胰腺炎）：症见全上腹部突发剧烈胀痛、拒按，或痛如刀割，呈持续性或阵发性加剧，中上腹有明显压痛、肌紧张，肠鸣音减弱，伴有发热或寒战高热，烦躁不安，呕吐频繁，呕吐后腹痛并不缓解，口干渴，大便秘结，小便短赤，舌质红或红绛、苔黄厚腻或黄糙焦干，脉洪数或弦数。治宜清热逐水，通腑攻下。（3）肝脾湿热型（相当于胆道疾病并发的重症水肿性胰腺炎）：症见上腹中部偏右侧突然胀痛、拒按，持续性钝痛，阵发性加剧或绞痛，可向右腰或右肩放射，有横位性触痛，轻度肌紧张，伴有发热（体温多在38℃以上），口苦咽干，渴不欲饮，头晕，胸闷，心烦，恶心，呕吐，皮肤巩膜轻度黄染，大便秘结，小便短而黄赤，舌质红、苔黄腻，脉弦数或弦滑。治宜疏肝利胆，清热化湿。

方一　立效止痛汤

【来源】验方

【组成】生白芍30克，蒲公英30克，延胡索15克，柴胡10克，枳壳10克，生大黄10克。

【用法】上药用冷水浸半小时，煎二汁，各煎30分钟，生大黄则另用温开水浸半小时以上，药汁可顿服或分2次服。服药前20分钟，用阿托品0.5毫克，一支黄花注射液4毫升分别对两侧足三里穴位封闭。

【功效】疏肝理气，清热利湿，通腑泻下。

【主治】急性胰腺炎属肝脾气滞者，症见因饱餐、饮酒或进食肥甘而引起的剧烈而持续的上腹部阵痛或窜痛，恶心、呕吐，上腹轻压痛，可有轻度肌紧张。

方二　芍木柴胡汤

【来源】郭爱廷. 实用单方验方大全［M］. 北京：北京科学技术出版社，2011.

【组成】芍药10克，木香10克，炙甘草10克，川楝子20克，柴胡15克。

【用法】取上药加水500毫升同煎，先用武火煎沸后，改用文火续煎30分钟，煎成200毫升，分2次服；为防呕吐，1次量在1小时内分次口服，每日1剂。

【功效】疏肝健脾，理气止痛。

【主治】急性胰腺炎属肝脾气滞者，症见上腹部阵痛或窜痛，恶心、呕吐，上腹轻压痛，可有轻度肌紧张。

方三 消胰1号

【来源】陆德铭，何清湖. 中医外科学［M］. 北京：中国中医药出版社，2004.

【组成】生大黄（后下）15克，龙胆草9克，白芍15克，木香9克，延胡索9克。

【用法】取上药加水500毫升同煎，先用武火煎沸后，改用文火续煎30分钟，煎成200毫升，分2次服，每日1剂。

【功效】疏肝健脾，理气止痛。

【主治】急性胰腺炎属肝脾气滞者，症见上腹部阵痛或窜痛，恶心、呕吐，上腹轻压痛，可有轻度肌紧张。

方四 大黄玄明粉

【来源】验方

【组成】生大黄10克，玄明粉10克。

【用法】上药用开水泡后代茶饮。1日1剂，3天为1疗程。病重者1日2剂。

【功效】清热逐水，通腑攻下。

【主治】急性胰腺炎属脾胃实热者，症见全上腹突发剧烈胀痛、拒按，或痛如刀割，呈持续性或阵发性加剧，中上腹有明显压痛、肌紧张，肠鸣音减弱，呕吐频繁，呕吐后腹痛并不缓解，口干渴，大便秘结，小便短赤。

方五 清胰2号

【来源】陆德铭，何清湖. 中医外科学［M］. 北京：中国中医药出版社，2004.

【组成】生大黄（后下）15克，厚朴9克，木香9克，芒硝（冲）9克。

【用法】取上药加水500毫升同煎，先用武火煎沸后，改用文火续煎30分钟，煎成200毫升，每日2～3剂，分4～6次服。

【功效】清热逐水，通腑攻下。

【主治】急性胰腺炎属脾胃实热者，症见全上腹突发剧烈胀痛、拒按，或痛如刀割，呈持续性或阵发性加剧，中上腹有明显压痛、肌紧张，肠鸣音减弱，呕吐频繁，呕吐后腹痛并不缓解，口干渴，大便秘结，小便短赤。

方六 白及大黄汤

【来源】验方

【组成】白及100克，大黄25克。

【用法】上药共碾粗末，加水1000毫升熬至300毫升，药液呈糊状，入冰箱冷却至6～10℃，每隔4～6小时1次，每次100毫升，缓缓服下。每日3次。

【功效】清热通腑，凉血祛瘀。

【主治】急性胰腺炎属脾胃实热型者，症见全上腹突发剧烈胀痛、拒按，或痛如刀割，呈持续性或阵发性加剧，中上腹有明显压痛、肌紧张，肠鸣音减弱，呕吐频繁，呕吐后腹痛并不缓解，口干渴，大便秘结，小便短赤。

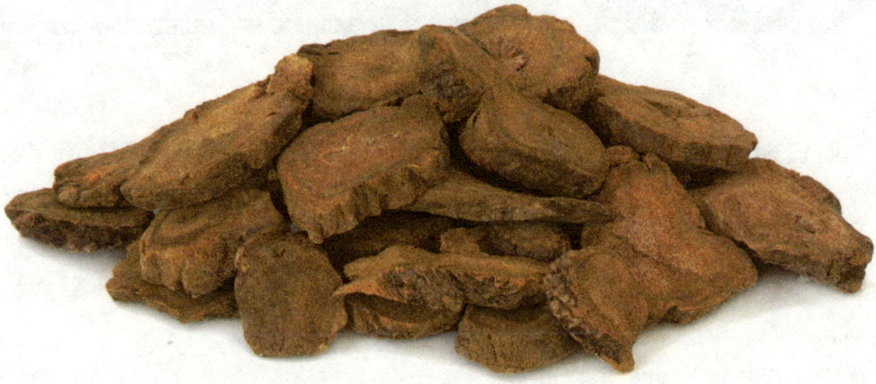

五、胆道蛔虫病

胆道蛔虫病是蛔虫由肠道上蹿钻入胆道引起的急腹症。好发于儿童及青少年，临床上以突然发作的剑突下或右上腹部阵发性钻顶样绞痛，恶心、呕吐，间歇期疼痛消失如常人为特征。初起治疗得当，一般病情多能得到迅速缓解，但易于复发；如处理不当，易致胆道感染、胆石症，甚则可致胆源性胰腺炎，阻塞性黄疸，胆囊坏死、穿孔以及弥漫性腹膜炎等。临床检查血白细胞计数轻度增加，嗜酸性粒细胞比率升高，继发胆道感染时，白细胞计数可明显升高，合并胰腺炎时血、尿液淀粉酶亦升高。粪便或呕吐物中常可查及蛔虫卵。静脉胆道造影可见虫体影像。若蛔虫嵌顿在胆总管口或完全进入胆道后，B超检查可发现蛔虫体阴影。本病是蛔虫钻入胆道后，由于其机械性刺激，奥狄括约肌的强烈痉挛所致。因而预防本病要积极预防和治疗蛔虫病、胆石症及胆道感染；忌食生冷油腻，避免暴饮暴食。

中医称本病为“蛔厥”。临床上可分为气滞、湿热二个证型。（1）气滞型（相当于单纯性胆道蛔虫病）：症见右上腹阵发性剧烈绞痛，伴有恶心、呕吐，腹痛虽剧，但中上腹只有轻度压痛，无发热，无黄疸，舌淡、苔白腻，脉弦紧。治宜理气通下，安蛔驱虫。（2）湿热型（相当于胆道蛔虫病合并感染）：症见右上腹持续性胀痛，伴有阵发性加剧，压痛明显，发热、畏寒，或出现黄疸，舌红、苔黄腻，脉弦数或滑数。治宜清热利胆，通里驱虫。

方一 乌梅

【来源】验方

【组成】乌梅（干）500克，曲醋

1000毫升。

【用法】将乌梅放入醋内浸泡24小时以上，取其浸出液内服，成人每次10～20毫升，儿童酌减，每日3次。

【功效】理气通下，安蛔驱虫。

【主治】胆道蛔虫病属气滞者，症见右上腹阵发性剧烈绞痛，伴有恶心、呕吐，腹痛虽剧，但中上腹只有轻度压痛，无发热，无黄疸。

方二　乌梅安胃丸

【来源】验方

【组成】乌梅安胃丸（成药）30克，白蜜30克。

【用法】滚开水泡药丸片刻。加入白蜜饮。

【功效】理气通下，安蛔驱虫。

【主治】胆道蛔虫病属气滞者，症见右上腹阵发性剧烈绞痛，伴有恶心、呕吐，腹痛虽剧，但中上腹只有轻度压痛，无发热，无黄疸。

方三　苦楝皮汤

【来源】验方

【组成】鲜苦楝根皮100克，葱白100克，米醋100毫升（小儿减半）。

【用法】苦楝根皮去红外皮，切碎与葱白加水500毫升煎煮浓缩至100毫升，再加米醋搅匀，1次温服，每天2次，连服2～3天。

【功效】清热利胆，通里驱虫。

【主治】胆道蛔虫病属湿热者，症见右上腹持续性胀痛，伴有阵发性加剧，压痛明显，发热、畏寒，或出现黄疸。

方四　花椒粥

【来源】验方

【组成】花椒5～10克，大米30克。

【用法】将花椒研为细末备用。先取大米煮粥，待粥熟时，调入花椒粉，再煮一两沸即成。每日1～2剂，至打出蛔虫时止。

【功效】清热利胆，通里驱虫。

【主治】胆道蛔虫病属湿热者，症见右上腹持续性胀痛，伴有阵发性加剧，压痛明显，发热、畏寒，或出现黄疸。

六、闭塞性动脉硬化症

闭塞性动脉硬化症是动脉非炎症性、退行性和增生性病变，是一种常见的中老年四肢血管性疾病，是全身性动脉硬化的局部表现。本病好发于50岁以上患者，其中男性多于女性。临床以患肢发凉、麻木、疼痛、间歇性跛行，动脉搏动减弱或消失为特征。本病早期如治疗得当，可保持长期稳定，如治疗不当或治不及时，患肢组织营养障碍可致肢体远端溃烂甚则坏死。临床上行肢体动脉血流图检查时可见下肢动脉血流量明显降低，X线摄片患肢动脉有斑块状钙化，患肢动脉造影可见血管有广泛的不同程度的狭窄和闭塞。本病的形成与高血压、高脂血症、糖尿病、过度肥胖和大量吸烟有关，因而预防本病要求饮食清淡，避免进食过多动物脂肪和高胆固醇食物；积极参加体育锻炼，及时治疗糖尿病和高血压，积极戒烟；注意下肢保暖和避免外伤等。

中医称本病为“脱疽”，其发病特点、临床特征和预后与青壮年多发的“脱疽”（血栓闭塞性脉管炎）有所不同。本病临床可分为气滞血瘀、痰瘀阻络、湿热毒蕴、气阴两虚四个证型。（1）气滞血瘀型：症见患肢变冷、麻木、皮肤苍白，肢端有瘀点或瘀斑，舌暗、苔薄白，脉弦涩。治宜活血行气，化瘀通络。（2）痰瘀阻络型：症见患肢疼痛，怕冷，肢端瘀斑，肿胀或破溃形成溃疡，疮面光亮少肤，舌淡胖、苔厚腻，脉弦滑。治宜活血止痛，化痰通络。（3）湿热毒蕴型：症见肢端坏疽，局部紫黑坏死，肿胀、灼热、疼痛，伴发热、尿赤、大便干结，舌红、苔黄腻，脉弦数。治宜清热解毒，利湿化痰。（4）气阴两虚型；症见肢冷麻木，疼痛不甚，疮面肉芽不鲜，伴面色少华，神疲乏力，舌红绛、苔光剥，脉细数。治宜益气养阴，活血通脉。

方一 回阳通脉饮

【来源】陈淑长. 周围血管病中医研究最新全书［M］. 北京：中国医药科技出版社，1992.

【组成】党参15克，白术15克，肉桂5~15克，炙黄芪15克，熟地黄15克。

【用法】将上药加水700毫升同煎，先用武火煎沸后，改用文火续煎30分，每剂煎服2次，每日1剂。

【功效】温经散寒，活血化瘀。

【主治】闭塞性动脉硬化症属气滞血瘀者，症见患肢发凉、麻木，肢端青紫瘀斑。

方二 活血通脉片

【来源】验方

【组成】丹参180克，赤芍、土茯苓各90克，当归60克，金银花、川芎各30克。

【用法】共研为细末，压制成0.3克的片剂。每次服10～20片，每日服3次。

【功效】行气，活血，化瘀。

【主治】闭塞性动脉硬化症属气滞血瘀者，症见患肢怕凉、麻木，肢体酸胀，静息痛，皮肤温度降低。

方三 四虫片

【来源】验方

【组成】蜈蚣、全蝎、土鳖虫、地龙各等分。

【用法】将上药共研为细末，水泛为丸，如绿豆大，晾干，备用（四虫丸）。或压制成0.3克的片剂。每次服1.5～3克，或每次服5～10片，每日服2～3次。

【功效】解毒镇痉，活血化瘀，通络止痛。

【主治】闭塞性动脉硬化症属血瘀者，症见患肢怕凉、麻木，肢体酸胀，静息痛，皮肤温度降低，舌暗红，有瘀点、瘀斑，脉涩。

方四 活血通脉饮

【来源】验方

【组成】丹参、金银花各30克，赤芍、土茯苓各60克，当归、川芎各15克。

【用法】水煎服，日1剂，每日2～3次。

【功效】活血化瘀。

【主治】闭塞性动脉硬化症属血瘀者，症见患肢怕凉、麻木，肢体酸胀，静息痛，皮肤温度降低，舌暗红，有瘀点、瘀斑，脉涩。

七、血栓性浅静脉炎

血栓性浅静脉炎即指发生于浅静脉内腔的炎症。本病多发于下肢，其次为胸腹壁、上肢，一般发生部位不同，临床表现也不尽相同。发于下肢者多表现为浅静脉及其周围组织红肿热痛，有时可伴有恶寒发热等全身症状，红肿热痛渐消时，局部皮肤可呈褐色，其下方可触及条索状浅静脉，且可反复发作。发于胸腹壁者，浅静脉走行为一硬条索状物，有触痛或牵拉痛，一般无明显全身症状。本病急性期血液常规化验可见白细胞总数及中性粒细胞明显增加；慢性期根据病史及其典型临床表现，一般即可明确诊断，不需要进一步进行实验室检查。本病患者多有静脉曲张病史，另外也可继发于局部外伤及静脉输液、输血等，因此预防本病应避免长期站立，积极治疗静脉曲张，在静脉输液时要严格执行无菌操作原则，并尽量减少输液次数。

中医称本病为“恶脉”，又称“脉痹”。临床可分为脉络湿热，脉络瘀阻二个证型。（1）脉络湿热型：症见沿浅静脉走行区或曲张静脉团突然出现色红，肿胀，灼热疼痛，可摸到硬结节或条索状物，以下肢多见，可伴有发热，大便干结，小便黄等，舌红、苔黄腻，脉滑数。治宜清热利湿，化瘀通络。（2）脉络瘀阻型：症见沿浅静脉走行区呈硬条索状，长短不一，粗细不等，可有不同程度的触痛及牵拉痛，以胸腹壁及上肢多见，往往无明显全身症状，舌淡紫、苔薄白，脉涩。治宜活血化瘀，通络止痛。

方一　三妙丸

【来源】《太平惠民和剂局方》

【组成】苍术180克，黄柏120克，

牛膝60克。

【用法】将黄柏用酒炒后，和诸药共研细末，水泛为丸。每次6克，每日3次。

【功效】清热利湿，消肿散结。

【主治】血栓性浅静脉炎属脉络湿热者，症见下肢浅静脉走行区红肿，疼痛，周围皮肤灼热。

方二　五神汤

【来源】《外科真诠》

【组成】茯苓10克，金银花15克，牛膝10克，车前子15克，紫花地丁20克。

【用法】取上药加水700毫升同煎，先用武火煎沸后，改用文火续煎10分钟，取药汁一次服完。每剂煎服2次，每日1剂。

【功效】清热解毒，利湿消肿。

【主治】血栓性浅静脉炎属脉络湿热者，症见下肢浅静脉走行区条索状肿块，压痛，局部皮肤红肿，灼痛。

方三　复方水蛭膏

【来源】验方

【组成】水蛭50克，僵蚕40克，乳香50克，没药50克，大黄50克，栀子50克，黄柏25克，紫草30克，生甘草30克，冰片30克。

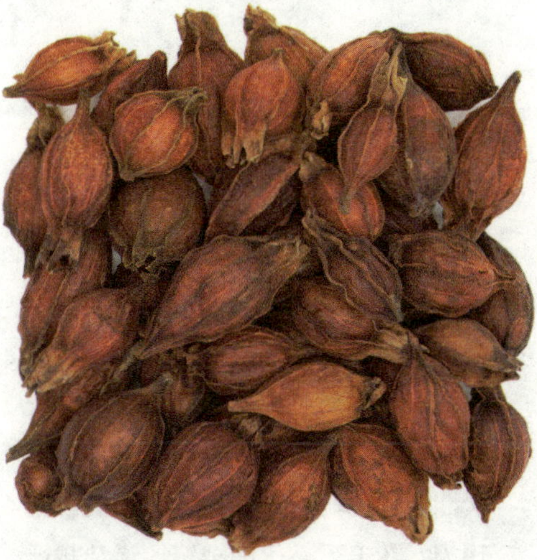

【用法】上药共研细末，过80目以上筛，越细越好。根据红肿面积大小，取适量药末加适量蜂蜜调成较稠的膏剂，敷贴于红肿处，上盖油布或塑料布，再用绷带或胶布固定。每日外敷16～20小时，治疗1周为1疗程。

【功效】活血行瘀，软坚通络。

【主治】血栓性浅静脉炎属脉络瘀阻者，症见浅静脉走行区条索状硬结，牵拉皮肤两端可出现凹陷性浅沟，周围皮肤紫暗，久治不愈。

八、破伤风

破伤风是由破伤风杆菌侵入人体伤口，并在伤口内繁殖，产生毒素，所引起的一种急性特异性感染。以全身或局部肌肉持续性强直和阵发性痉挛为特征。细菌侵入伤口后潜伏期为1～54天，通常为5～15天，平均为7～8天，潜伏期越短，症状越严重，死亡率越高。初起病人有乏力，头晕头痛，烦躁不安，打呵欠，伤口处肌肉紧张抽搐，受伤感染肢体反射加强，咀嚼肌和颈项部肌紧张或疼痛。自觉张口不利，咀嚼无力，苦笑面容，颈项强直，头略向后仰，角弓反张。肢体可出现屈膝、弯肘、半握拳等姿势，膀胱括约肌痉挛可引起尿潴留。持续性呼吸肌痉挛和膈肌痉挛可造成呼吸停止而窒息。严重的病人可出现阵发性、不协调的全身肌肉痉挛和抽搐，发作时可延续数秒钟至数分钟。发作时多由于外界刺激，如冷风、噪音、光线、饮水等引起。本病的形成与机体受损伤、破伤风杆菌侵入伤口、机体抵抗力下降、细菌产生外毒素等密切相关。因而预防本病必须彻底清洗伤口，同时注射破伤风抗毒素。

中医称本病亦为“破伤风”，外伤所致者，称为“金创痉”；产后发生者，称“产后痉”；新生儿断脐所致者，称“脐风撮口”。临床上可分为风毒在表、风毒入里二证。（1）风毒在表型：症见轻度吞咽困难和牙关紧闭，周身拘急，抽搐较轻，痉挛期短，间歇期较长，苔薄白，脉数。治宜祛风镇痉。（2）风毒入里型：症见角弓反张，频繁而间歇期短的全身肌肉痉挛，高热，面色青紫，呼吸急促，痰涎壅盛，胸腹满闷，腹壁板硬，时时汗出，大便秘结，小便不通，舌红、苔黄糙，脉弦数。治宜祛风止痉，清热解毒。

方一 玉真散加减

【来源】验方

【组成】防风、白芷各5克，地龙4克，南星、天麻、羌活、白附子各3克。

【用法】水煎服，日1剂。

【功效】祛风散邪，疏经活络。

【主治】破伤风属风毒在表者，症见喷嚏多啼，烦躁不安，张口不利，吮乳口松，轻度吞咽困难，牙关紧闭，周身拘急，抽搐较轻。无寒热，舌质淡红，苔薄白，指纹红。相当于本病的先兆期。

方二 南星钩藤汤

【来源】验方

【组成】生天南星、钩藤各10克，防风、蝉蜕、僵蚕、天麻各6克，全蝎3克。

【用法】水煎3次，取药液100毫升，加黄酒2毫升，不拘时喂服。

【功效】祛风止痉。

【主治】破伤风属风毒在表者，症见轻度吞咽困难，牙关紧闭，周身拘急，痉挛期短，间歇期长。

方三 榆丁散

【来源】《医宗金鉴》

【组成】防风、地榆、紫花地丁、马齿苋各15克。

【用法】共研细末，每服9克，温米汤调下。

【功效】祛风止痉。

【主治】破伤风邪在半表半里，症见轻度吞咽困难，牙关紧闭，周身拘急，痉挛期短，间歇期长，头汗出而身无汗者。

方四 撮风散加减

【来源】验方

【组成】钩藤、僵蚕各5克，蝎尾、蜈蚣各3克，朱砂、麝香各1克。

【用法】水煎服，日1剂。

【功效】祛风通络，化痰止痉。

【主治】破伤风属风毒入里者，症见抽搐阵作，牙关紧闭，口撮不乳，时吐涎沫，啼声不出，颈项强直，角弓反张，脐突肚紧，苦笑面容，面目青紫，指纹紫滞。相当于本病的痉挛期。

九、手足部急性化脓性感染

是指手足部皮下、甲下、腱鞘及掌间隙的急性化脓性感染的统称。其发病手部多于足部，若不及时治疗，容易损伤筋骨，影响手足的活动。本病相当于中医学的手足部疔疮。

本病的特点是局部肿胀紧硬，疼痛剧烈，常伴有全身明显的热毒症状。

由于发病部位及形态的不同，手足部疔疮又有很多名称，如发生于指甲旁和指甲周的称为“沿爪疔”“蛇眼疔”；发生在指端的称为“蛇头疔”；发生在指腹的称为“蛇肚疔”；发生在手掌中心的称为“托盘疔”；发生在手指骨节间的称为“蛀节疔”；发生在足底中心的称为“足底疔”“涌泉疔”等。

方一　立马回疔丹

【来源】《外科正宗》

【组成】蜈蚣0.9克，麝香1.5克，乳香（炙）1.8克，信石（煅）1.5克，轻粉8克，蟾酥（酒制）8克，硇砂（炙）8克，雄黄6克，朱砂6克。

【用法】取朱砂细粉置乳钵内，依次入轻粉、麝香、雄黄细粉研匀，再与蜈蚣、乳香、信石、朱砂等细粉陆续配研，和匀过箩。另取精白面7.5克，白酒6克，将蟾酥捣碎加入白酒溶化，酌加清水和面，加热打成稠糊，稍晾后与上药充分搅拌，反复揉搓均匀，成滋润团块，搓成细条拈为麦粒形小丸，置通风干燥处阴干。用时刺破疮头，用1～2粒塞入孔内，以膏药盖。

【功效】消肿止痛，清热拔毒。

【主治】疔疮走黄。

【注意事项】本药有小毒，不宜长期使用。有皮肤破损者，禁用（或慎用）。

方二　华佗累效散

【来源】《医宗金鉴》

【组成】巴砂3克，乳香3克，轻粉1.5克，黄丹1克，橄榄核（煅存性）3枚。

【用法】共研细末，和匀，外撒患处，上盖软膏，或用香油调敷亦可。

【功效】消蚀胬肉，敛疮拔毒。

【主治】甲疽、甲旁破烂津水及胬肉高突者。

方三　冰朱麻蓖膏

【来源】张俊庭. 中国中医药最新研创大全［M］. 北京：中医古籍出版社，1996.

【组成】冰片1克，银朱2克，轻粉1.2克，铜绿1.2克，蓖麻仁16粒，桂圆肉5克。

【用法】诸药捣均匀后适量敷贴患处，纱布包扎，1日1换。

【功效】清热拔毒，去腐敛疮。

【主治】疔疮。

方四　自拟蛇药

【来源】全国中药外治专业委员会. 亲献中药外治偏单秘方［M］. 北京：中国医药科技出版社，1994.

【组成】半边莲、白酒、雄黄。

【用法】取半边莲鲜全草10千克切碎，雄黄1千克，倒入白酒若干，其量以刚浸没鲜草为宜，然后拌匀压实贮藏备用（1个月后即可取用）。用时取适量蛇药捣烂，敷患处，外盖塑料薄膜包扎，每8～12小时换药1次，一般2～8天痊愈。

【功效】抗炎，消肿，活血，止痛。

【主治】蛇头疔，甲沟炎，急性化脓性腱鞘炎等。

【注意事项】蛇头疔已发生骨髓炎和指骨坏死的用该药效果不佳，应采取其他治疗措施。敷时，禁吃海鲜、糯米、猪油、酒、山芋等。

方五　黄连汤

【来源】张庆伟. 古今中药外治高效验方1000首［M］. 北京：北京科学技术出版社，1992.

【组成】黄连65克。

【用法】黄连加水2000毫升，煮沸3次，每次15分钟，冷却备用，不去渣，不加防腐剂。其溶液呈深暗黄色，澄清透明，约1800毫升左右。用时将药浓置于瓷杯内，浸泡患指，药液以浸没全部病灶为度。浸泡3小时后拭干，外敷黄连纱条，消毒纱布包扎，胶布固定。1日1次，疗程一般5～10天。

【功效】清热，消肿，活血，止痛。

【主治】蛇头疔。

【按】方名为编者所加。

方六 葱白红糖茶

【来源】张庆伟. 古今中药外治高效验方1000首［M］. 北京：北京科学技术出版社，1992.

【组成】葱白2寸左右，红糖6克。

【用法】上药共捣烂，涂敷料上，包裹患处。2日1次，一般3～5次即可痊愈。

【功效】消肿，活血，止痛。

【主治】蛇头疔。

【按】方名为编者所加。

方七 椒桐指浴

【来源】张庆伟. 古今中药外治高效验方1000首［M］. 北京：北京科学技术出版社，1992.

【组成】完整辣椒、桐油适量。

【用法】将辣椒去蒂、籽，倒入适量的油，套在患指（趾）上，松紧合适地固定椒皮囊口，使油不外溢。如椒皮干可涂少量桐油，以保持油润，至愈。疗程4～8天。

【功效】消肿，活血，止痛。

【主治】蛇头疔。

【按】方名为编者所加。

方八 蒲菊饮

【来源】张庆伟. 古今中药外治高效验方1000首［M］. 北京：北京科学技术出版社，1992.

【组成】蒲公英15克，野菊花15克。

【用法】将上药加水2000毫升，煎汁约1000毫升。每日用此药液湿敷患处3～4次，每次半小时。疗程3～5天。

【功效】清热，消肿，活血，止痛。

【主治】蛇头疔。

【按】方名为编者所加。

方九 醋蔹贴

【来源】张庆伟. 古今中药外治高效验方1000首［M］. 北京：北京科学技术出版社，1992.

【组成】鲜白蔹适量，醋适量。

【用法】将鲜白蔹切成薄片，放入醋中浸泡备用。用时取白蔹片贴患处。2日1换，疗程6～10天。

【功效】消肿，活血，止痛。

【主治】蛇头疔初期。

【按】方名为编者所加。

方十 敛疮汤

【来源】王笈. 中药外贴治百病［M］. 北京：科学技术文献出版

社，1989.

【组成】绿矾30克，雄黄6克，硫黄3克，乳香3克，没药3克。

【用法】先用30克绿矾煎汤浸洗，后以上方共研细末，外敷患处。每日2次。

【功效】解毒，消肿，活血，定痛。

【主治】蛇头疔。

【按】方名为编者所加。

方十一 消恶膏

【来源】王笈. 中药外贴治百病［M］. 北京：科学技术文献出版社，1989.

【组成】蜈蚣1条，南星末少许。

【用法】蜈蚣研末敷于疮上，外以南星末调敷，外敷四周。

【功效】解毒，消肿，活血，定痛。

【主治】蛇头疔。

【按】方名为编者所加。

方十二 乌黄方

【来源】王笈. 中药外贴治百病［M］. 北京：科学技术文献出版社，1989.

【组成】川乌头尖、黄柏各等分。

【用法】上药研为细末，洗净疮口，将药末贴敷患处。每日1次。

【功效】解毒，消肿，定痛。

【主治】蛇头疔。

【按】方名为编者所加。

方十三 凤仙贴

【来源】王笈. 中药外贴治百病［M］. 北京：科学技术文献出版社，1989.

【组成】鲜凤仙草30克，红糖6克。

【用法】将上药洗净，加红糖捣烂，贴敷患处，每日换药2次。

【功效】解毒，消肿，止痛。

【主治】蛇头疔。

【按】方名为编者所加。

方十四 商陆敷

【来源】王笈. 中药外贴治百病［M］. 北京：科学技术文献出版社，1989.

【组成】商陆根30克。

【用法】上药和少许盐共捣烂，外敷患处，每日2次。

【功效】消肿散瘀。

【主治】蛇头疔。

【按】方名为编者所加。